心血管内科
疑难危重病例
荟萃

◎ 主编　蔡琳　张震　刘汉雄

四川科学技术出版社

图书在版编目（CIP数据）

心血管内科疑难危重病例荟萃 / 蔡琳, 张震, 刘汉雄主编. -- 成都 : 四川科学技术出版社, 2024. 12.
ISBN 978-7-5727-1685-0

Ⅰ. R54

中国国家版本馆CIP数据核字第2025BF3349号

心血管内科疑难危重病例荟萃

XINXUEGUAN NEIKE YINAN WEIZHONG BINGLI HUICUI

主编　蔡琳　张震　刘汉雄

出 品 人	程佳月	
策划编辑	鄢孟君	
责任编辑	刘　娟	
责任校对	刘珏伶	
装帧设计	四川省经典记忆文化传播有限公司	
责任出版	欧晓春	
出　　版	四川科学技术出版社	
发　　行	地址 成都市锦江区三色路238号　　邮政编码 610023	
	官方微信公众号 sckjcbs	
	传真 028-86361756	
成品尺寸	156 mm × 236 mm	
印　　张	12.25	
字　　数	245千	
印　　刷	雅艺云印（成都）科技有限公司	
版　　次	2024年12月第1版	
印　　次	2025年6月第1次印刷	
定　　价	98.00元	

ISBN　978-7-5727-1685-0

邮　　购：成都市锦江区三色路238号新华之星A座25层　　邮政编码：610023
电　　话：028-86361758

编委会

序 言

心血管疾病作为全球主要的致死和致残原因之一，其复杂多变的临床表现和诊疗挑战，始终是医学界关注的焦点。《心血管内科疑难危重病例荟萃》的出版恰逢其时，为广大心血管内科医生、研究者及医学生提供了极具参考价值的宝贵资料。本书精心挑选了多个典型且具有代表性的疑难危重病例，涵盖冠状动脉疾病、心律失常、心力衰竭、高血压及心肌病等多个领域。每一个病例不仅详细记录了患者的病史、症状、体征及辅助检查结果，还深入分析了诊断思路、治疗策略及预后评估。其丰富的临床信息和多维度的讨论，不仅展示了当前心血管内科领域的最新进展，更为读者提供了宝贵的临床经验和启示。

在编写过程中，本书的作者团队汇聚了多位在心血管内科领域具有深厚造诣的专家学者。他们凭借丰富的临床实践经验和扎实的理论基础，将复杂的心血管疾病知识以通俗易懂的方式呈现，使不同层次的读者都能从中受益。无论是初入临床的年轻医生，还是资深的专科医生，都能在这些真实而具体的病例中找到解决实际问题的思路和方法。疑难危重病例的处理，是对医生综合能力的极大考验。它不仅需要医生具备扎实的医学知识和丰富的临床经验，还需要医生具备敏锐的洞察力和果断的决策能力。

本书通过展示一个个成功与失败的病例，提醒我们在面对复杂病情时，既要注重基础知识的掌握，又要注重临床思维的培养。只有将理论与实践紧密结合，不断总结经验与教训，才能在关键时刻做出正确的判断和选择。

现代医学的发展越来越强调团队合作和综合干预，心血管疾病的诊疗也不例外。在许多疑难危重病例中，单一学科的力量往往难以应对复杂的病情，需要多学科的共同参与和协作。本书通过具体病例展示了不同学科之间的紧密合作和协同作战，为提高心血管疾病的整体诊疗水平提供了有益的借鉴。在医学技术日新月异的今天，心血管疾病的诊疗手段也在不断更新和完善。然而，无论技术如何发展，临床病例始终是医学研究和实践的重要基础。《心血管内科疑难危重病例荟萃》以真实、生动的临床病例为切入点，为我们提供了一个深入学习和研究的平台。相信通过阅读和学习这本书，广大心血管内科医生能够进一步提高临床诊疗水平，为更多的患者带来健康和希望。

最后，衷心感谢本书的编者团队和所有参与病例收集的医务人员。正是你们的辛勤付出和无私奉献，才使得这部宝贵的著作得以面世。我们期待这本书能够在心血管内科领域发挥重要的作用，为推动我国心血管疾病诊疗事业的发展做出积极的贡献。

徐俊波

2024年8月

|目录|

特发性限制型心肌病1例

【要点】

一位青年女性突发意识障碍，除了出现左心衰竭、右心衰竭、双心房扩大、阵发性房颤、肺动脉高压等外，还出现活动后晕厥，心电图表现为交界性逸搏，这究竟为何？

【主诉】

反复晕厥13年有余，突发意识障碍2小时。

【现病史】

患者女性，23岁。家住阿坝藏族羌族自治州松潘县，海拔2 900 m左右。患者从13年前开始反复于运动后出现头晕、眼花、气促、出汗、打哈欠，严重时出现晕厥、意识丧失，经2~3分钟自行苏醒。家属可见其面色苍白、冒汗，偶有双眼凝视，无四肢抽搐、大小便失禁，无口唇发绀，无心悸。苏醒后可行爬山等运动，活动不受限，其后反复发作，症状同前，1年2~3次。10年前就诊于成都某医院，具体情况不详。

2016-03-22，患者于乘公交车途中突发意识丧失，因公交车离成都市第三人民医院（以下称我院）仅一站距离，约5分钟后由公交车送至我院门口。

我院急诊科医生冲上公交车后发现患者呼吸、心跳已停止，口唇发绀，立即予以心脏按压、球囊辅助通气，连接除颤仪，考虑室性心动过速（简称室速）、心室颤动（简称室颤），立即予以电除颤。约5分钟后患者呼吸、心跳恢复。予以气管插管、镇静、补液、多巴胺维持血压等处理后送入我院重症监护病房（ICU），途中患者出现全身肢体抽搐。急诊科最后一次电复律后除颤仪记录心电图提示心房纤颤。立即完善床旁心脏彩色多普勒超声（简称彩超），结果提示：双心房扩大，左心房（LA）48 mm，右心房（RA）46 mm×58 mm[1]，左心室（LV）不大，三尖瓣轻度反流，肺动脉高压（推测值约52 mmHg[2]），收缩功能正常，左室射血分数（LVEF）62%。

【既往史】

无。

【查体】

入ICU后查体：体温（T）36.0℃，呼吸（R）14次/分，血压（BP）90/42 mmHg（多巴胺维持），脉搏（P）60次/分，血氧饱和度（SpO_2）91%。给予患者经口气管插管，患者呈急性病容，深昏迷。双侧瞳孔等大等圆，直径约3 mm，对光反射灵敏，球结膜无水肿。口唇无发绀，颈软，颈静脉无怒张，肝颈静脉回流征阴性。胸廓无畸形，无肋间隙增宽。双肺呼吸音粗，双肺可闻及散在湿啰音，未闻及干啰音。心界向左扩大，心率60次/分，心律齐，未闻及杂音。腹部平软，压之无痛苦表情，未扪及包块，肝脾肋下未触及。肠鸣音3次/分，双下肢无水肿。

【辅助检查】

1.血常规：白细胞（WBC）25.63×10^9/L，中性粒细胞百分比（Neu%）92.7%。

2.肝功能：直接胆红素（DBil）9.74 μmol/L，丙氨酸转氨酶（ALT）54 U/L，天冬氨酸转氨酶（AST）94.9 U/L。

3.心肌酶：肌酸激酶（CK）454 U/L，肌酸激酶同工酶（CK-MB）126.4 U/L。

---

① 本书中关于左心房、左心室、右心房、右心室大小的描述，因评估者不同、病变程度不同，描述方式可能存在不一致的情况。

② 1 mmHg≈0.133 kPa。

4.凝血功能：D-二聚体5 955.05 μg/L，纤维蛋白降解产物（FDP）16 mg/L，血乳酸6.6 mmol/L。

5.高敏肌钙蛋白T（hs-cTnT）106.6 pg/mL。

6.N端前脑钠肽（NT-proBNP）8 166 pg/mL。

7.降钙素原（PCT）1.56 ng/mL。

8.血气分析：pH值7.152、二氧化碳分压（$PaCO_2$）36 mmHg、氧分压（PaO_2）36 mmHg、碱剩余（BE）11 mmol/L、碳酸氢根（HCO_3^-）18.1 mmol/L。

9.肾功能、血脂、电解质、血清蛋白电泳、人类免疫缺陷病毒（HIV）、梅毒螺旋体、丙型肝炎病毒（简称丙肝病毒）、乙型肝炎病毒（简称乙肝病毒）检查未见明显异常。

10.床旁X线片：双心房扩大，右肺炎性改变可能。

11.床旁超声：肝静脉增粗，胆囊壁水肿、增厚，腹腔少量积液（最深处约1.9 cm）。双下肢血管彩超：未见血栓。

【初步诊断】

意识障碍原因待查：恶性心律失常？急性肺动脉栓塞？脑源性？

【诊治经过】

于ICU给予该患者有创呼吸机辅助通气，并予以去甲肾上腺素维持血压、纠正酸中毒、抗感染、镇静、改善脑代谢、促醒、营养支持等治疗。患者肝功能出现异常，转氨酶升高，予以保肝治疗。入院后1天出现发热，给予美罗培南抗感染，3月31日患者神志转清，4月1日气管拔管，4月2日由ICU转入心脏监护病房（CCU）。

转入CCU后患者自诉有声嘶、咳嗽、咳痰、心悸症状，无明显气促。查体：T 36.5℃，R 19次/分，BP 100/60 mmHg，P 120次/分，SpO_2为97%，精神欠佳。颈软，颈静脉无怒张，肝颈静脉回流征阴性。胸廓无畸形，无肋间隙增宽。双肺呼吸音清，双肺可闻及散在湿啰音，未闻及干啰音。心界向左扩大，心率128次/分，心律不齐，未闻及杂音。腹部平软，无压痛、反跳痛，未扪及包块，肝脾肋下未触及。肠鸣音3次/分，双下肢轻度水肿。复查心电图提示心房颤动，不全性右束支阻滞，ST-T非特异性改变。

患者存在两个问题：

1.意识障碍的原因是什么，是恶性心律失常、急性肺动脉栓塞或脑源性吗？

2.是否有基础心脏疾病，如儿茶酚胺敏感性室速、长QT综合征、心肌病、急性心肌炎或原发性肺动脉高压？

针对这两个问题安排如下检查：

1.肺动脉CT血管造影（CTA）：左心房明显增大，右心房增大，右肺上叶及双肺下叶间质性炎变，双下胸膜增厚，右侧胸腔积液，肺动脉内未见血栓。

2.心脏彩超：双心房增大（LA 48 mm×49 mm×66 mm，RA 41 mm×53 mm），左心房明显增大，左心淤血，三尖瓣轻-中度反流，肺动脉高压（推测值为41 mmHg），下腔静脉近心端内径20 mm，其内可见自发显影，随呼吸其压扁率小于50%，收缩功能正常。

3.心电图：4月12日复查心电图，提示窦性心律，双心房扩大，不全性右束支阻滞。

4.NT-proBNP：NT-proBNP最高达22 562 pg/mL。

转CCU后给予呋塞米、螺内酯利尿，美托洛尔缓释片控制心室率，低分子肝素抗凝，以及抗感染、化痰等处理。患者双下肢水肿好转，但痰中带血，病因尚不清楚。

询问患者病史得知，10多年前患者跑步后出现近似晕厥，当时心电图（图1-1）：窦性心律，窦性停搏，交界性逸搏，Ⅱ、Ⅲ、aVR、aVL、aVF导联P波逆传，位于QRS之后，且P波振幅>0.25 mV，胸导联可见宽大畸形T波，Ⅰ、Ⅱ、Ⅲ、aVL、aVF、$V_2 \sim V_6$导联ST段水平下移0.05 mV，T波倒置。心脏彩超提示LA 40 mm，左心室舒张末期内径（LVEDD）47 mm，LVEF 70%。

总结患者临床特点如下：①反复晕厥；②双心房增大，左心房明显增大；③阵发性房颤；④左心室不大，收缩功能正常，舒张功能降低；⑤双下肢水肿，胸腔、腹腔、心包积液。考虑患者患缩窄性心包炎或限制型心肌病（RCM）可能性大，但患者晕厥原因是快速性心律失常如室速、室颤，还是缓慢性心律失常，仍不清楚。建议患者行电生理、心导管检查甚至心肌活检等进一步明确病因。4月16日再次复查心脏彩超可见左心房顶部团块影，考虑血栓，遂未行有创操作（图1-2）。行心脏磁共振成像（CMR）检查（图1-3），提示双心房增大，左心房内有血栓，左心室内膜延迟强化，未见心包增厚及心肌致密化不全、心室肥厚、淀粉样变性等表现。综合临床表现和其他辅助检查结果考虑为RCM。

经治疗后患者好转出院，出院后长期服用华法林、呋塞米、螺内酯、美托洛尔缓释片，未再出现晕厥。出院后半年复查心脏彩超，LA 53 mm，RA 46 mm×60 mm，双心房明显增大，左心室局限性心内膜回声增强，二尖瓣、三尖瓣轻度反流，下腔静脉近心端明显增宽，肺动脉高压（推测值为49 mmHg），收缩功能

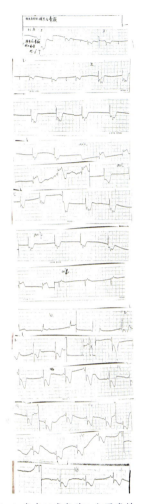

图1-1 患者10多年前心电图资料

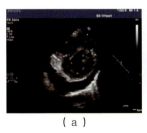 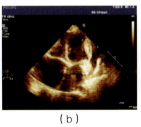 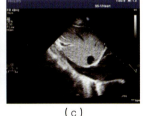

（a） （b） （c）

图1-2 复查心脏彩超

注：（a）左心室短轴，心包积液，心内膜回声均匀；（b）心尖四腔，左心淤血，血栓，双心房显著增大；（c）下腔静脉长轴，下腔静脉内见自发显影。

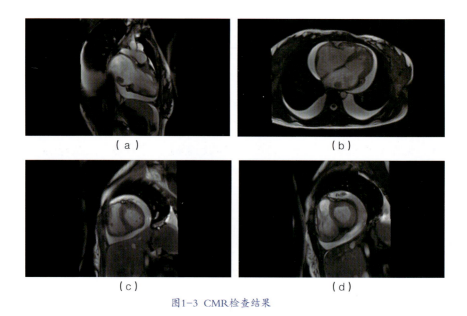

（a）　　　　　　　　　　　　　　（b）

（c）　　　　　　　　　　　　　　（d）

图1-3　CMR检查结果

注：（a）2腔心切面；（b）4腔心切面；（c）短轴中段；（d）短轴基底层。

正常，舒张功能降低。行平板运动试验，心率达150次/分，患者未发生晕厥。行基因检测提示基因肌钙蛋白I3（*TNNI3*）突变，染色体位置chr19：55665442-55665442，核酸缺失c.505（E7）：缺失C，氨基酸改变p.169，L＞Cfs8。该基因突变与家族性肥厚型心肌病7型（常染色体显性遗传）或家族性RCM1型（常染色体显性遗传）相关。

该患者父母行心脏彩超检查未见异常，基因检测未见异常，结合患者病史特点及辅助检查结果，进一步确诊该患者为特发性RCM。患者于2016年底开始出现活动后气促，再次出现阵发性房颤，行动态心电图可见交界性逸搏。后患者气促、腹胀、双下肢水肿逐渐加重，多次住院。2017年4月患者发生急性脑栓塞，无明显后遗症。之后患者心力衰竭加重，反复气促，双下肢水肿，腹胀，长期服用托伐普坦仍效果不佳，最终死亡。

【最终诊断】

特发性RCM。

【讨论】

RCM由心肌间质纤维增生引起。其特征为心肌顺应性下降，舒张功能障碍，最终可导致心力衰竭。RCM发病率不高，约占心肌病的5%。超声心动图对评估心肌舒张功能障碍程度非常关键，其结合CMR对发现RCM的上述解剖特征和血流动力学问题是必不可少的。

RCM临床诊断为排他性诊断，需将肥厚型心肌病、瓣膜性心脏病、先天性心脏病和缩窄性心包炎等排除后才能明确诊断。该患者彩超及CMR未见心肌明显肥厚，无瓣膜性心脏病和先天性心脏病的结构变化，可排除前述3种疾病。RCM与缩窄性心包炎有一定鉴别难度，超声心动图和CMR对两者的鉴别意义较大。缩窄性心包炎大多数情况下都与心包增厚相关，若病因为炎症（如结核分枝杆菌感染），通常可检出心包钙化。CMR可以比较清晰地显示心包有无增厚钙化，结合增强显像，可明确心包有无炎症。缩窄性心包炎可在CMR下发现吸气末室间隔摆动征象，RCM则无此表现。彩超或CMR仍无法鉴别时可考虑行基因检测及心肌活检。

2008年，欧洲心脏病学会认为当临床难以明确诊断心肌病时，应注重心肌病的病因诊断，针对病因进行探索性治疗。RCM可按照病因分为家族性（遗传性）RCM和继发性RCM。家族性RCM多以常染色体显性遗传为特征，患者携带各种已知或未知的遗传突变。已经发现的存在各种突变位点的RCM相关基因包括肌钙蛋白I（*TNNI*）、肌钙蛋白T（*TNNT*）、β-重链肌球蛋白（*MYH7*）、肌球蛋白结合蛋白C（*MYBPC3*）、肌球蛋白轻链-3（*MYL3*）等。继发性RCM多继发于其他疾病，如淀粉样变、硬皮病、心内膜心肌纤维化（高嗜酸性粒细胞增多综合征、染色体畸变、药物损伤）、类癌心脏病、肿瘤转移、放射性心肌病及药物性心肌病（蒽环类毒性作用所致）等。

该患者临床表现符合RCM特征。彩超检查未见肥厚型心肌病、瓣膜性心脏病和先天性心脏病征象。行CMR可见左心室内膜延迟强化，未见心包增厚或延迟强化，未发现吸气末室间隔摆动征象，符合RCM的影像学表现，可临床诊断RCM。该患者无其他伴发疾病导致继发性心肌病的证据，临床考虑家族性RCM。后期行全外显子测序，除*TNNI3*外，已报道过的和RCM发病相关的可发生突变基因在该患者基因序列中未发现突变位点。仅*TNNI3*基因出现位于7号外显子的第505位碱基缺失导致框移突变产生，考虑与该患者RCM表型相关。查阅相关文献，该种突变方式为世界范围内首次报道。经PloyPhen-2软件预测，该种突变对蛋白质的功能影响较大。*TNNI3*基因突变已被证实与肥厚型心肌病、RCM及扩张型心肌病的发病相关，且其为RCM最常见的产生致病突变的基因。该基因突变相关的RCM患者总体预后和其他基因突变所致RCM患者相比较未见报道有显著差异，大多个案报道都表现为病情发展快，猝死风险高。2003年，Mogensen等对一例RCM患者的家族进行研究，发现了多个位于*TNNI3*的错义突变（p.D190H、p.R192H、p.K1789E、p.R145W、p.A171T等）。大量后续研究表明，这些突变会增加心肌细胞钙离子敏感性、三磷酸腺苷（ATP）酶活性及基础力水平。此时钙离子从心肌肌钙蛋白C（cTnC）上解离的速率减慢，最终使舒张期钙离子局部浓度升高，心脏舒张功能障碍。钙离子敏感性升高也使横桥连接的总数增多及最大力增大，加重舒张功能障碍。Kostareva对RCM家族成员研究发现，位于*TNNI3*基因的一个核苷酸缺失突变，引起密码子168位的框移突变，使176位的终止密码子过早形成，造成心肌肌钙蛋白I（cTnI）在C末端57个氨基酸缺失，使cTnI的主要C端部分截断，肌钙蛋白-原肌球蛋白复合体的抑制效应缺乏，最终心肌舒张功能受损。该突变类型和本例患者类似，突变部位相邻，突变后形成的多肽长度也大致相仿，由此推测两者造成心肌舒张功能障碍的机制可能类似。本例患者家族中均无类似疾病，父母基因检测正常，该患者的突变可能源于自体体细胞突变。

　　RCM至目前为止无特效治疗方法。常规的治疗包括口服利尿剂、扩血管药物和钙通道阻滞剂，但效果有限。使用β受体拮抗剂应谨慎，因其有引起高度房室传导阻滞的可能。激素治疗或免疫治疗无太多临床证据支持其有效性。有报道认为，在RCM患者中钙离子和心肌细胞舒张功能不全高度相关，使用儿茶素（catechin）可以有效逆转肌钙蛋白基因突变导致的RCM患者心肌舒张功能不全。有学者对 *TNNI3* 突变导致的家族性RCM患者使用了大剂量的儿茶素［50 mg/（kg·d）］后发现其心脏舒张功能与临床症状有显著改善。该学者认为虽然儿茶素无法治愈家族性RCM或预防猝死，且其降低心肌对钙离子的敏感性的效用与常用的钙通道阻滞剂相似，但其不会出现显著影响血压或减慢心率等副作用。RCM合并高度房室传导阻滞的患者可植入起搏器，而LVEF小于35%或者有自发性室性心律失常者可考虑植入植入型心律转复除颤器（ICD）。

总之，超声心动图、CMR和基因检测对RCM的诊断会有所帮助，尤其是患者无法行心肌活检等有创性检查时。RCM应该注重对病因学的诊断，包括家族性RCM或其他疾病导致的继发性RCM。文献报道，使用儿茶素对进一步改善RCM患者临床症状可能有帮助，但RCM预后差，最佳治疗仍为心脏移植。

◆ 成都市第三人民医院　张震　徐俊波　蔡琳

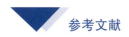 参考文献

[1] 吴炜，张抒扬，严晓伟，等.家族性限制型心肌病临床特点分析[J].中国循环杂志，2013，28（3）：203-206.

[2] Muchtar E, Blauwet L A, Gertz M A. Restrictive Cardiomyopathy：Genetics, Pathogenesis, Clinical Manifestations, Diagnosis, and Therapy[J]. Circulation research，2017，121（7）：819-837.

[3] Sliwa K, Mayosi B M. Recent advances in the epidemiology, pathogenesis and prognosis of acute heart failure and cardiomyopathy in Africa[J]. Heart, 2013，99（18）：1317-1322.

[4] Welch T D, Ling L H, Espinosa R E, et al. Echocardiographic diagnosis of constrictive pericarditis: Mayo Clinic criteria[J]. Circ Cardiovasc Imaging, 2014, 7（3）: 526-534.

[5] Mookadam F, Jiamsripong P, Raslan S F, et al. Constrictive pericarditis and restrictive cardiomyopathy in the modern era[J]. Future cardiology, 2011, 7（4）: 471-483.

[6] Chatterjee K, Alpert J. Constrictive pericarditis and restrictive cardiomyopathy: similarities and differences[J]. Heart failure monitor, 2003, 3（4）: 118-126.

[7] Chinnaiyan K M, Leff C B, Marsalese D L. Constrictive pericarditis versus restrictive cardiomyopathy: challenges in diagnosis and management[J]. Cardiology in review, 2004, 12（6）: 314-320.

[8] Elliott P, Andersson B, Arbustini E, et al. Classification of the cardiomyopathies: a position statement from the European Society Of Cardiology Working Group on Myocardial and Pericardial Diseases[J]. Eur Heart J, 2008, 29（2）: 270-276.

[9] Towbin J A. Inherited cardiomyopathies[J]. Circulation journal: official journal of the Japanese Circulation Society, 2014, 78（10）: 2347-2356.

[10] Adzhubei I, Jordan D M, Sunyaev S R.Predicting functional effect of human missense mutations using PolyPhen-2[J]. Current protocols in human genetics, 2013, Chapter 7: Unit7, 20.

[11] Mogensen J, Hey T, Lambrecht S. A Systematic Review of Phenotypic Features Associated With Cardiac Troponin I Mutations in Hereditary Cardiomyopathies[J]. The Canadian journal of cardiology, 2015, 31（11）: 1377-1385.

[12] Mogensen J, Kubo T, Duque M, et al. Idiopathic restrictive cardiomyopathy is part of the clinical expression of cardiac troponin I mutations[J]. The Journal of clinical investigation, 2003, 111（2）: 209-216.

[13] Wen Y, Xu Y, Wang Y, et al. Functional effects of a restrictive-cardiomyopathy-linked cardiac troponin I mutation（R145W）in transgenic mice[J]. Journal of molecular biology, 2009, 392（5）: 1158-1167.

[14] Davis J, Wen H, Edwards T, et al. Thin filament disinhibition by restrictive cardiomyopathy mutant R193H troponin I induces Ca^{2+}-independent mechanical tone and acute myocyte remodeling[J]. Circulation research, 2007, 100（10）: 1494-1502.

[15] Gomes A V, Liang J, Potter J D. Mutations in human cardiac troponin I that are associated with restrictive cardiomyopathy affect basal ATPase activity and the calcium sensitivity of force development[J]. The Journal of biological chemistry, 2005, 280（35）: 30909−30915.

[16] Kostareva A, Gudkova A, Sjoberg G, et al. Deletion in TNNI3 gene is associated with restrictive cardiomyopathy[J]. International journal of cardiology, 2009, 131（3）: 410−412.

[17] 黄红, 计晓娟. 临床诊疗限制型心肌病的研究进展[J].中国循环杂志, 2015, 30（6）: 594−596.

[18] Ding W H, Han L, Xiao Y Y, et al. Role of Whole−exome Sequencing in Phenotype Classification and Clinical Treatment of Pediatric Restrictive Cardiomyopathy[J]. Chinese medical journal, 2017, 130（23）: 2823−2828.

► (病例二)

1例扩张型心肌病的治疗历程

【要点】

心力衰竭已成为一个全球性问题，其发病率和患病率正以惊人的速度增加。规范化的药物治疗和心脏再同步化治疗等器械治疗可以缓解部分患者的症状，改善其生活质量，提高生存率。心力衰竭患者的综合管理十分重要，包括健康教育、随访频率和内容、运动康复等。

【主诉】

反复活动后气促8年多，再次发作2个多小时。

【现病史】

患者男性，40岁。既往因"反复活动后气促1年多"于四川大学华西医院住院治疗，被诊断为"扩张型心肌病，窦性心律，完全性左束支传导阻滞（CLBBB），纽约心脏病学会（NYHA）心功能Ⅲ级，2型糖尿病，高胆固醇血症"。长期口服氯沙坦50 mg，qd[①]；阿托伐他汀钙片10 mg，qn[②]；比索洛尔5 mg，qd；螺内酯20 mg，qd；呋塞米20 mg，qd；阿司匹林肠溶片100 mg，qd；地高辛0.125 mg，prn[③]；米格列醇50 mg，tid[④]。门冬胰岛素注射液14 IU，三餐前5分钟 ih[⑤]；甘精胰岛素注射液24 IU，睡前 ih。

---

① qd，每天一次。

② qn，每天晚上一次。

③ prn，按需使用。

④ tid，每天三次。

⑤ ih，皮下注射。

第一次住院（2017-07-24至2017-08-01），患者因"反复活动后气促8年多，晕厥1天"于我院住院治疗，考虑原因为心脏再同步化治疗除颤器（CRT-D）电池耗竭，故予以更换CRT-D。出院医嘱为"氯沙坦50 mg，qd；盐酸胺碘酮片0.2 g，bid[①]；阿托伐他汀钙片10 mg，qn；比索洛尔5 mg，qd；螺内酯20 mg，qd；呋塞米20 mg，qd；阿司匹林肠溶片100 mg，qd；地高辛0.125 mg，prn；门冬胰岛素注射液14 IU 三餐前5分钟 ih；甘精胰岛素注射液24 IU，睡前 ih；米格列醇50 mg，tid"。

　　第二次住院（2017-09-06至2017-09-25），患者因"反复活动后气促8年多，再发10多天"于我院住院治疗，予以彩色多普勒血流成像（CDFI）指导下优化CRT-D、优化药物治疗，行冠状动脉造影（图2-1）等处理。出院医嘱为"氯沙坦50 mg，qd；盐酸胺碘酮片0.2 g，qod[②]；阿托伐他汀钙片10 mg，qn；比索洛尔7.5 mg，qd；螺内酯20 mg，qd；呋塞米20 mg，qd；阿司匹林肠溶片100 mg，qd；地高辛0.125 mg，prn；门冬胰岛素注射液14 IU，三餐前5分钟 ih；甘精胰岛素注射液24 IU，睡前 ih；米格列醇50 mg，tid"。

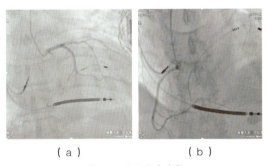

（a）　　　　　　　（b）

图2-1　冠状动脉造影

　　第三次住院（2017-12-25至2018-01-03），患者因"反活动后气促8年多，再发2个多小时"于我院住院治疗。入院后予以程控CRT-D（图2-2），完善心电图检查（图2-3）。后再次予以程控CRT-D（图2-4），监测室速67阵，治疗失败21次。

---

　　① bid，每天两次。
　　② qod，隔天一次。

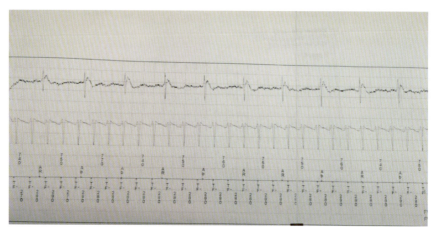

图2-2 程控CRT-D

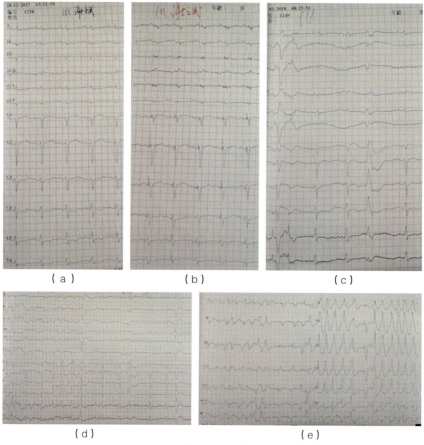

（a）　　　　　　　　（b）　　　　　　　　（c）

（d）　　　　　　　　　　　（e）

图2-3 心电图

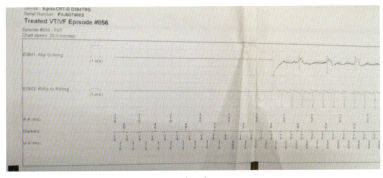

（a）

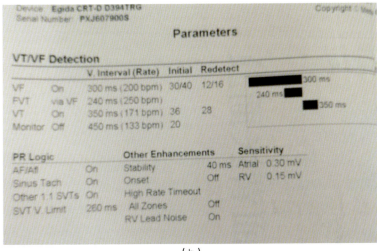

（b）

图2-4 再次程控CRT-D

【既往史】

2型糖尿病、高胆固醇血症。

【查体】

T 36.3℃，P 100次/分，R 21次/分，BP 108/78 mmHg，SpO_2 98%（吸氧时）。全身散在红色皮疹。桶状胸，双肺散在干啰音。心界不大，心率100次/分，心律齐，未闻及杂音。腹软，无压痛。双下肢轻度水肿。

【辅助检查】

1.第一次住院心脏彩超：双心房、左心室增大（LA 44 mm，RA 42 mm×51 mm），收缩功能减低，LVEF 41%。

2.第二次住院心脏彩超：双心房、左心室增大（LA 45 mm，RA 38 mm×49 mm），除颤器调试前LVEF 42%，除颤器调试后LVEF 44%。

3.第三次住院心脏彩超：双心房、左心室增大（LA 43 mm，RA 43 mm×55 mm），LVEF 40%。

4.相关指标：K^+ 4.40 mmol/L，肌钙蛋白T（cTnT）127.80 pg/mL，脑利尿钠肽（BNP）51.70 pg/mL。

【初步诊断】

1.扩张型心肌病，窦性心律，CLBBB，NYHA心功能Ⅲ级。

2.2型糖尿病。

3.高胆固醇血症。

【诊治经过】

患者既往因扩张型心肌病、窦性心律、CLBBB、NYHA心功能Ⅲ级于四川大学华西医院植入CRT-D，此次因"反复活动后气促8年多，再次发作2个多小时"入我院，入院后予以程控CRT-D监测室速67阵，其中治疗失败21次。

该患者24小时内自发的室速/室颤≥3次，考虑电风暴，根据相关指南推荐，考虑在药物治疗基础上予以射频消融术（图2-5）。至此已予以患者植入CRT-D、药物治疗、射频消融术治疗，下一步还需要做更多吗？根据《2017 AHA/ACC/HRS室性心律失常患者管理和心源性猝死预防指南》的建议：对于射血分数降低的心力衰竭（HFrEF，定义为LVEF≤40%），推荐使用β受体阻滞剂、盐皮质激素受体拮抗剂（MRA）和血管紧张素转化酶抑制剂（ACEI）/血管紧张素受体阻断剂（ARB）/血管紧张素受体–脑啡肽酶抑制剂（ARNI）来减少心源性猝死和降低全因死亡率（Ⅰ类）。故调整药物治疗方案：氯沙坦

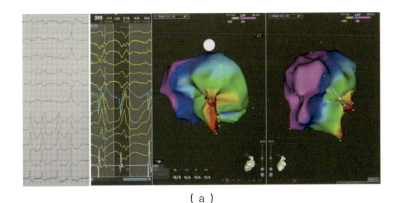

（a）

（b）

图2-5　射频消融术

50 mg，qd，调整为沙库巴曲缬沙坦钠片50 mg，bid，盐酸胺碘酮片 0.2 g，qod，调整为盐酸胺碘酮片0.2 g，tid，其余治疗方案暂不调整。治疗3个月后复查心脏彩超：双心房、左心室增大（LA 48 mm，RA 40 mm×53 mm），LVEF 45%。

【最终诊断】

1.扩张型心肌病，窦性心律，CLBBB，NYHA心功能Ⅲ级。

2.2型糖尿病。

3.高胆固醇血症。

【讨论】

电风暴是指24小时内自发的室速/室颤≥3次，并需要紧急治疗的临床综合征。其治疗原则为纠正诱因（如血运重建、补钾、维持酸碱平衡等，并加强病因治疗）、电复律（每一次有血流动力学障碍的室速/室颤发作需进行电复律）、使用β受体阻滞剂（可提高患者短期预后，减少电风暴的复发）、联合使用其他药物（β受体阻滞剂同盐酸胺碘酮片联用可提高电风暴患者心律稳定性）。

急诊处理的目标：①终止发作。在最短的时间内终止室速/室颤，防止血流动力学的持续恶化。②预防发作。明确并纠正病因，控制诱发因素，尽可能纠正内环境的紊乱，合理应用抗心律失常药物，避免心律失常再次发作。

（一）药物治疗，控制和预防

1.尚不具备植入ICD指征的室速患者，β受体阻滞剂是唯一的一线药物，只有当该药的剂量已达靶剂量或最大耐受量仍然无效时方可以考虑应用胺碘酮或索他洛尔。

2.已经植入ICD，但室速频繁发作并导致ICD频繁放电的患者，可供选择的方案有两种，一是索他洛尔，二是胺碘酮或β受体阻滞剂联用；后者特别适用于合并严重左心室功能障碍的患者。

3.已经植入ICD的患者，有频繁的伴有快速心室反应的心房颤动发作，并因此导致ICD的不适当识别与放电，首选抗心律失常药物是β受体阻滞剂和（或）钙通道阻滞剂。如果这两类药物无效、患者无法耐受或者存在用药禁忌，可以考虑应用胺碘酮。

（二）射频治疗

适应证：①心源性猝死风险不高，耐药或不愿长期服药，持续性单形性室速患者（Ⅰ类）；②束支折返性室速（Ⅰ类）；③已经植入

ICD且频繁放电的患者（Ⅰ类）；④显性预激伴有心房颤动发生室速患者（Ⅰ类）；⑤心源性猝死风险不高，耐药或不愿长期服药，有症状的室速或室性期前收缩患者（Ⅱ类）。

《2017 AHA/ACC/HRS室性心律失常患者管理和心源性猝死预防指南》建议：

1.对于HFrEF，推荐使用β受体阻滞剂、MRA和ACEI/ARB/ARNI来减少心源性猝死和降低全因死亡率（Ⅰ类）。

2.对于缺血性心脏病和持续性单形性室速患者，仅给予冠状动脉血运重建不足以有效预防复发性室速（Ⅲ类）。

3.对于非缺血性心肌病合并心力衰竭、NYHA心功能Ⅱ～Ⅲ级、LVEF≤35%的患者，如果有意义的预期寿命超过1年，推荐植入ICD。

4.对于既往心肌梗死和复发性症状性持续性室速患者或者表现为室速或室颤电风暴的患者，若治疗失败或不能耐受胺碘酮或其他抗心律失常药物，推荐行射频消融术。

对于2型糖尿病合并心力衰竭患者，我们需要思考：标准降糖治疗与强化降糖方案，孰优孰劣？最佳的糖化血红蛋白水平是多少？《2019 AHA/HFSA科学声明：2型糖尿病和心力衰竭》中建议：强化降糖vs标准降糖方案，二者没有差别，其中最佳糖化血红蛋白水平为7%～8%。

该病例的启示：目前改善心力衰竭预后的药物包括β受体阻滞剂、MRA和ACEI/ARB/ARNI、醛固酮受体拮抗剂等，HFrEF患者出现失代偿和心力衰竭恶化，如无禁忌证，继续优化药物治疗方案，可根据病情适当调整用量。对于心力衰竭合并心律失常患者，心功能改善有益于心律失常改善。射频消融术在非缺血性心肌病合并室速比如扩张型心肌病中作用有限。2型糖尿病合并心力衰竭患者的最佳糖化血红蛋白水平为7%～8%。心力衰竭患者的综合管理十分重要，包括健康教育、随访频率和内容、运动康复等。

◆ 成都市第三人民医院　邓晓奇　蔡琳　徐俊波

病例三

心肌淀粉样变1例

【要点】

心肌淀粉样变（CA）是常见的系统性淀粉样变临床病变之一，临床常表现为限制型心肌病、充血性心力衰竭、心律失常、直立性低血压，其预后差。

【主诉】

反复心悸、气促6年多。

【现病史】

患者男性，61岁，6年多前因反复心悸、气促就诊发现心房颤动，行房颤射频消融术治疗，术后规律随访发现频发室性期前收缩，再次行室性期前收缩射频消融术治疗。1年多前出现劳力性呼吸困难，动态心电图提示室性期前收缩30 625次。心脏彩超提示扩张型心肌病样改变，LVEF 38%，LV61 mm，左心室收缩末期内径（LVESD）51 mm。再次行室性期前收缩射频消融术。电生理结果提示室性期前收缩起源于右心室三尖瓣环4点。3个月前，患者出现劳力性气促、活动耐量减低，动态心电图提示持续性心房纤维性颤动（纤颤），室性期前收缩2 386次。长期口服呋塞米、螺内酯、美托洛尔、维拉帕米、地高辛、华法林等药物治疗。1周前，劳力性气促加重，活动耐量进一步减低。

【既往史】

体健。大量吸烟、饮酒史40年。家族史、婚育史无特殊。

【查体】

T 36.5℃，P 90次/分，R 18次/分，BP 138/80 mmHg，神志清楚，查体合作。颈静脉无充盈，肝颈静脉回流征阴性。胸廓正常，双肺叩诊呈清音，双肺呼吸音清晰，未闻及干、湿啰音。心率102次/分，心律绝对不齐，第一心音强弱不等，心尖部可闻及Ⅲ级收缩期吹风样杂音。腹部查体阴性。双下肢无水肿。

【辅助检查】

1.血常规无异常。

2.肾功能、电解质、血脂、甲状腺功能、cTnT正常。

3.凝血功能正常［国际标准化比值（INR）在2.5左右］。

4.血清蛋白电泳：可见明显双峰，γ球蛋白百分比28.1%，γ球蛋白定量20.1 g/L，γ球蛋白明显升高。行骨髓穿刺涂片提示浆细胞比例为1.5%。

5.CMR：双心房、左心室增大（LA 50 mm，RA 44 mm×60 mm，LV 64 mm，LVESD 44 mm），二尖瓣重度反流，三尖瓣中度反流，肺动脉高压（推测肺动脉压57 mmHg）。主动脉硬化，主动脉瓣轻度反流，心律不齐。LVEF 48%。

6.24小时动态心电图：房性心律，心房颤动。最长RR间期2.057秒，室性期前收缩5 666次，333次成对室性期前收缩，1次二联律和16次三联律，ST段未见异常偏移。

7.24小时动态BP：24小时平均BP为87/53 mmHg，白天最高BP为105/67 mmHg，夜间最高BP为88/58 mmHg。

8.血免疫固定电泳：IgG 20.70 g/L（参考值8.00～15.50 g/L），κ轻链17.20 g/L（参考值6.98～13.00 g/L），λ轻链3.62 g/L（参考值3.80～6.50 g/L），κ轻链与λ轻链比值4.75（参考值1.50～2.56），尿κ轻链0.026 7 g/L（参考值＜0.02 g/L）。

【初步诊断】

心肌病：扩张型心肌病？心动过速性心肌病？其他？

【诊治经过】

该患者临床特点为病程长，病程中主要表现为心悸、气促、活动耐量进行性减低，随访心脏彩超提示心脏逐渐扩大，心房颤动及室性期前收缩在射频消融术后复发。因心肌病病因不明确，结合血清蛋白电泳可见明显双峰，γ球蛋白明显升高，考虑与血液系统疾病引起心脏浸润相关。与血液科会诊后决定采用骨髓穿刺涂片明确有无血液系统恶性肿瘤可能，故完善骨髓穿刺涂片，结果提示浆细胞比例明显增高1.5%。进一步完善血免疫固定电泳检查。骨髓免疫细胞分型流式细胞术（FCM）分析查见克隆性浆细胞。诊断"多发性骨髓瘤IgG κ轻链型"明确。进一步完善CMR，提示左心室稍增大，左心室壁运动弥漫性减弱；二尖瓣及三尖瓣反流；左心室收缩功能降低（LVEF48%），右心室功能轻度降低。综合病史及检查结果，最终诊断为免疫球蛋白轻链（AL）型CA。

【最终诊断】

AL型CA。

【讨论】

CA是一种心肌功能紊乱的疾病，在该病患者的心肌组织内沉积有能被苏木精-伊红均匀染色的淀粉样蛋白质，最终可发展为充血性心力衰竭、心绞痛及心律失常，其发病机制不详，可能与免疫、遗传、炎症、甲状腺素运载蛋白的天冬氨酸-18谷氨酸突变等因素有关，临床一般分为继发性和原发性。继发于结核病、类风湿性关节炎、溃疡性结肠炎、慢性骨髓炎、慢性化脓性和消耗性疾病等，或继发于多发性骨髓瘤者均称为继发性CA。如无以上病因，则为原发性CA，多与遗传有关。10%～20%的CA患者伴发多发性骨髓瘤。AL型CA为骨髓中单克隆浆细胞产生大量异常不可溶性免疫球蛋白沉积于心肌组织，沉积的免疫球蛋白多为λ轻链型，由于轻链的直接心肌毒性，从而导致心肌细胞坏死及间质心肌纤维化，预后差，如未经治疗，约有6个月的生存期，进展迅速甚至致死。其好发年龄为55岁以上，男性多于女性。CA在临床中漏诊率高，准确的CA流行病学资料缺乏。CA发病早期临床表现缺乏特异性，因而CA的早期诊断比较困难。CA并发症出现之前，早期诊断、早期干预对CA的预后至关重要。

CA早期诊断困难，针对怀疑心肌病但病因不能明确的患者，可从心电图、心脏超声、CMR及心脏放射性核素检查入手，以心脏组织病理学检查为诊断"金标准"，激光显微切割串联质谱直接观察到心脏中的淀粉样物质或光镜下组织刚果红染色阳性可明确诊断。腹部脂肪抽吸术及刚果红染色对系统性AL型CA的诊断敏感性为70%～90%。

CA的心电图表现：由于左心室壁增厚，CA的心电图表现为QRS低电压（肢体导联电压≤0.5 mV或胸前导联≤1 mV）。心电图表现为低电压，结合左心室壁增厚常提示CA。

CA的心脏超声表现：CA最常见心脏超声表现为散在斑点状增强，原因不明的双心室壁厚度超过12 mm应考虑CA存在，同时伴有房间隔增厚，其敏感性和特异性可达到100%。随着左、右心室壁增厚，左心室舒张功能受损导致心室充盈压升高及心房扩张。CA发病早期心脏超声可表现为心室整体纵向张力升高，心室收缩期整体纵向张力峰与谷比值＞2.1，提示存在CA。

CA的CMR表现：CA患者CMR钆延迟显像（LGE）表现形式多样，可呈局灶性或弥漫性，心内膜下或透壁性，大约2/3的CA患者表现为整体心内膜下LGE。CMR诊断CA较为准确，其与心内膜下心肌活检结果最为符合，对CA的早期诊断具有十分重要的应用价值。

CA的放射性核素表现：利用放射性核素显像技术可有助于鉴别CA类型。

AL型CA的治疗：AL型CA的治疗分为两个方面，一方面是抑制血液系统异常浆细胞产生大量单克隆免疫球蛋白；另一方面则是对受累后的心脏进行功能改善。患者临床分级对治疗方案的选择及远期预后至关重要，根据血清学指标NT-proBNP、cTnT、年龄、血压及心功能分级，可以将AL型CA分为轻、中、重三级，心脏受累程度不同需采用不同治疗方案。

CA所致心力衰竭的治疗：CA所致心力衰竭的药物治疗尚缺乏临床随机对照试验结果评估不同抗心力衰竭药物的最优选择。有症状CA所致心力衰竭的一线治疗药物为利尿剂，袢利尿剂（托拉塞米）联合醛固酮受体拮抗剂为治疗心力衰竭的最优选择。因淀粉样纤维与洋地黄类药物及钙通道阻滞剂结合可引发中毒，故洋地黄类药物及钙通道阻滞剂禁用于CA所致心力衰竭的治疗，洋地黄类药物可增加心脏毒性，而钙通道阻滞剂则导致负性肌力作用。CA所致心律失常可选择小剂量β受体阻滞剂，胺碘酮是CA患者可耐受的抗心律失常药物。导管射频消融治疗CA所致心房颤动的有效性有待进一步证实。由于淀粉样物质对心脏传导系统的损害，心脏起搏器及埋藏式心脏除颤器对CA所致心律失常的治疗并不能降低CA患者死亡率。

淀粉样变为非折叠蛋白沉积在不同器官导致的系统性功能损伤，当淀粉样物质沉积在心脏组织中则引起心脏结构及功能改变。CA早期临床症状不具特异性，常容易被忽视而错过早期治疗机会。对怀疑AL型CA患者，建议先行血尿轻链、心脏超声、CMR及腹壁脂肪刚果红染色初步判断。随着诊疗技术的提高及临床医生对CA认识加深，CA的早期诊断、早期治疗将进一步改善。

◆ 成都市第三人民医院　张子轩

病例四

肥厚型心肌病合并预激综合征1例

【要点】

肥厚型心肌病（HCM）是一种原发性心肌病，主要由基因突变引起，临床表现为左心室明显肥厚，通常不伴左心室腔扩大（正常或缩小），除少部分梗阻性HCM会导致恶性事件外，大部分HCM患者病程长，预后较好。目前该疾病的治疗药物有限，对明显梗阻性患者以室间隔化学消融为主，起搏器治疗尚有争议，但本例合并预激综合征的患者，因在旁道消融后出现心动过缓而植入心室按需型（VVI）起搏器，反而解决了反复晕厥的症状，避免了进一步行室间隔化学消融，整个过程值得深入思考。

【主诉】

反复晕厥9月余。

【现病史】

患者男性，74岁，9个多月前无明显诱因出现一过性晕厥，持续数十秒后自行苏醒，一周前再次出现晕厥，伴有前额摔伤，遂就诊。

【既往史】

有高血压、糖尿病病史；家族史无特殊；无烟酒嗜好。

【查体】

T 36.7℃，P 52次/分，R 19次/分，BP 131/84 mmHg。心界不大，心律齐，心尖部可闻及4/6级收缩期杂音。腹部查体阴性。下肢不水肿。

【辅助检查】

1.血常规、肝功能、肾功能、电解质检查未见明显异常。

2.头颅MRI可见散在腔隙性梗死灶，部分脑软化灶，脑萎缩。

3.胸部CT：双肺下叶少许炎性改变，右肺上叶后段浅小结节影，考虑炎性结节？

4.糖化血红蛋白：12.2%。

5.动态心电图：窦性心律，预激综合征，平均心率62次/分，最慢50次/分，最快97次/分，房性期前收缩1 122次，成对3阵，二联律1次，三联律6次，室性期前收缩80次，ST段改变。

【初步诊断】

1.晕厥待查，心源性晕厥？

2.高血压2级，很高危。

3.2型糖尿病。

4.预激综合征。

【诊治经过】

入院完善心脏彩超LA38 mm，LV39 mm，室间隔基底部最厚处约16 mm，左心室侧壁厚约12 mm，心尖部厚约12 mm，左心室流出道固有内径约16 mm，二尖瓣增厚，回声增强，收缩期可见收缩期前向活动（SAM）现象，LVEF65%，考虑梗阻性HCM伴预激综合征。科室讨论后考虑左心室流出道梗阻所致晕厥可能性大，制订初步治疗方案：电生理检查了解预激传导路径，并行射频消融术，同时行冠状动脉造影了解室间隔血供情况，为室间隔化学消融作准备。电生理检查提示左侧显性旁道，并行射频消融术，冠状动脉造影未见血管狭窄，术后患者出现心率减慢（具体不详），择期予以VVI起搏器植入术，术后患者恢复可，出院后继续服用美托洛尔缓释片控制心率等治疗，建议患者1个月后复查，必要时再行室间隔化学消融，出院后未规律随访，18个月后电话随访，患者自诉未再出现黑矇、晕厥等不适。

【最终诊断】

1.梗阻性HCM。

2.预激综合征，射频消融术后。

3.起搏器植入术后。

4.高血压2级，很高危。

5.2型糖尿病。

【讨论】

HCM是以左心室肥厚为显著特征的原发性心肌病，是常见的遗传性心肌病，也是常见的晕厥、猝死的原因之一。HCM是一种常染色体显性遗传性心肌病，我国患病率为0.08%，估算我国成人HCM患者超过100万，其中家族性约占2/3。目前国内HCM诊断标准：超声心动图测量的室间隔或左心室壁厚度≥15 mm，或者有明确家族史且室间隔或左心室壁厚度≥13 mm，排除其他负荷增加而引起的左心室壁增厚疾病。临床多按照血流动力学分为梗阻性HCM和非梗阻性HCM，梗阻部位多为左心室流出道（静息状态或激发状态时左心室流出道瞬时压差≥30 mmHg）。本例患者出现反复晕厥且心脏彩超提示室间隔肥厚合并SAM现象，故考虑梗阻性HCM。该疾病多见于青少年及运动员，且为青少年及运动员猝死的首要原因。虽然大部分HCM患者病程长，但疾病发展渐进，心脏结构变化小，预后较好，故本例患者平素症状少，发现时已经74岁。

HCM最常见合并的心律失常为心房颤动，最新的荟萃分析（META）提示HCM患者中心房颤动的患病率和年发生率分别为22.5%和3.1%，而本例患者为梗阻性HCM合并预激综合征。既往认为预激综合征的发生与HCM无关，但国外学者对10年内108例预激综合征患者进行分析发现7.41%（8例）合并HCM，故提示可能并非偶然，具体机制暂不明确。在我国的《中国肥厚型心肌病管理指南2017》中推荐合并心室预激综合征的患者进行电生理检查并可行射频消融术，本例患者进行电生理检查证实左侧显性旁道并行射频消融术。

该患者行冠状动脉造影明确间隔支动脉情况，拟行室间隔化学消融，但行射频消融术后出现心率慢，行VVI起搏器植入术，故暂未行室间隔化学消融，择期再行手术治疗。出院后电话随访18个月，患者未再出现黑矇、晕厥等症状，目前考虑原因可能有以下两点：①患者因存在左侧预激旁道，心室肌的激动顺序被打破，导致已经肥厚的左心室先激动加重了左心室流出道梗阻，故射频消融后梗阻情况得到改善。②患者因手术原因出现了心率慢，故行VVI起搏器植入术，电极放置在右心室心尖附近，改变了心室肌除极顺序，使室间隔基底部除极延迟，同时左心室整体收缩力减弱，从而减轻了SAM现象，减轻了左心室流出道梗阻情况，改善了患者症状，这也是利用起搏器治疗HCM的原因。

◆ 成都市第三人民医院　罗猛

▶ 病例五

缺血性心肌病合并多器官功能衰竭1例

【要点】

缺血性心肌病在临床中是引起心脏增大的原因之一，通常根据病史及冠状动脉造影、心脏彩超明确。遇到急性左心衰竭，首先进行分类，选择合适的治疗方案。处理以淤血为主的急性左心衰竭，重点在于减轻容量负荷；遇到多器官功能衰竭，需要综合治疗；遇到新发室速、室颤、血流动力学不稳定，需电复律。病情的评估需要贯穿整个心力衰竭治疗过程，新的抗心力衰竭药物用于治疗需根据患者情况使用并及时调整。

【主诉】

反复活动后气促6个月，加重2天。

【现病史】

患者男性，57岁，6个月前出现活动后气促，休息后可缓解，伴有活动耐量的减低，间断双下肢水肿，无夜间阵发性呼吸困难，多次到资阳市人民医院住院，经利尿、改善心功能等治疗后好转，院外间断服用呋塞米及螺内酯。入院前2天因受凉出现咳嗽、咳痰，乏力气促较前加重，并伴有恶心、呕吐，呕吐物为胃内容物，夜间端坐呼吸。到资阳市人民医院就诊，查BNP大于1 000 pg/mL，心电图提示快室率心房颤动，为求进一步治疗，转入我院。

【既往史】

10年前患有2型糖尿病，长期使用"甘精胰岛素注射液和阿卡波糖片"控制血糖，血糖未监测。7年前因胸痛到四川大学华西医院就诊，诊断为急性心肌梗死，植入一枚支架，术后长期服用氯吡格雷、阿托伐他汀及美托洛尔。5年前患高血压，BP最高达180/100 mmHg，长期服用厄贝沙坦及氨氯地平控制血压。1年前因血压低，未服用药物。

【家族史】

其父患有冠心病、糖尿病。

【查体】

T 36.5℃，P 102次/分，R 31次/分，BP 118/85 mmHg，SpO_2 88%。精神差，端坐位。颈静脉充盈，肝颈静脉回流征阳性。双肺呼吸音粗。双肺闻及散在湿啰音。心界增大，心率122次/分，心律不齐，无杂音。全腹软，无压痛，无反跳痛。双下肢中度水肿，四肢冰凉。

【辅助检查】

1.BNP：3 305 pg/mL。

2.血常规：WBC 13.28×10^9/L，Neu% 87.5%，红细胞（RBC）5.78×10^{12}/L，血红蛋白（Hb）166 g/L，血小板（PLT）173×10^9/L。

3.PCT：2.11 ng/mL。

4.肝功能：总胆红素（TBil）66.10 μmol/L，DBil 20.66 μmol/L，间接胆红素（IBil）45.44 μmol/L，总胆红素（TP）60.4 g/L，血清蛋白（ALB）36.7 g/L，ALT 2 345 U/L，AST 2 585 U/L，γ-谷氨酰转移酶（GGT）390.1 U/L，乳酸脱氢酶（LDH）4 974.0 U/L。

5.肾功能：尿素15.42 mmol/L，肌酐199.7 μmol/L。

6.电解质：K^+ 6.54 mmol/L，Na^+ 129.4 mmol/L，CO_3^{2-} 14 mmol/L。

7.心肌酶：CK 203.7 U/L，CK-MB 104.7 U/L，cTnT 38.97 pg/mL。

8.血气分析：pH值7.21，PaO_2 52 mmHg，$PaCO_2$ 30.2 mmHg，BE -7 mmol/L，HCO_3^- 15 mmol/L，动脉血浆二氧化碳含量（TCO_2）14 mmol/L，SpO_2 88%，β-羟基丁酸正常。

9.凝血功能：INR2.34，活化部分凝血活酶时间（APTT）45.0秒，凝血酶原时间（PT）25.9秒，D-二聚体25.53 mg/L，纤维蛋白降解产物>80 mg/L。

10.心电图：心房纤维性颤动，胸前导联R波递增不良，QRS波120毫秒。

11.床旁X线片：慢性支气管炎，肺水肿可能，双肺炎变，心影增大，肋膈角变钝（图5-1）。

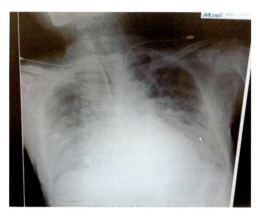

图5-1 床旁X线片

12.心脏彩超：双心房、左心室增大（LA 48 mm，LV 65 mm），二尖瓣中度反流，三尖瓣轻-中度反流，左心室搏幅弥漫性降低，左心室收缩功能降低，LVEF 15%。

13.腹部彩超及胸腔彩超：双侧胸腔积液，余未见异常。

14.血糖：随机血糖15.84 mmol/L。

【初步诊断】

1.冠心病，缺血性心肌病，支架植入术后慢性心功能不全急性加重，心功能Ⅳ级。

2.急性左心衰竭。

3.心房颤动患者卒中预防风险评分表（CHA$_2$DS$_2$-VASc）评分4分，出血风险评估表（HAS-BLED）评分3分。

4.肺炎，Ⅰ型呼吸衰竭。

5.2型糖尿病。

6.高血压3级，很高危。

7.多器官功能衰竭（肝功能不全，肾功能不全，凝血功能异常，呼吸衰竭）。

8.代谢性酸中毒。

9.电解质代谢紊乱。

【诊治经过】

患者诊断为急性左心衰竭（"湿冷"型）。诊断依据：根据患者症状、体征，结合BNP升高的检查结果，可知此次发病以感染为诱因，诱发心房颤动。给予患者心电监护，无创呼吸机辅助呼吸，托拉塞米注射液20 mg，bid，静脉推注；人重组脑利钠肽0.5 mg静脉持续泵入［0.008 5 μg/（kg·min）］；米力农30 mg+生理盐水（NS）20 mL微量泵入，4 mL/h；5%葡萄糖+胰岛素纠正高血钾；依诺肝素钠4 000 IU抗凝，qd，ih；氯吡格雷75 mg，qd；曲美他嗪20 mg，tid；门冬胰岛素注射液4 IU，tid，ih；雷贝拉唑10 mg，qd；甘精胰岛素注射液8 IU，qn，ih；间断使用毛花苷C0.2～0.4 mg静脉推注控制心率，停用阿托伐他汀；碳酸钠纠正酸中毒；头孢噻肟抗感染；多烯磷脂酰胆碱、异甘草酸镁保肝。

患者入院后1～5天症状逐渐缓解，复查肝功能：TBil 19.3 μmol/L，DBil 0 μmol/L，IBil 14.1 μmol/L，TP 64.2 g/L，ALB 37.2 g/L，ALT 365.2 U/L，AST 49.8 U/L，GGT 156.7 U/L，乳酸脱氢酶（LDH）456.7 U/L。肾功能：尿素8.74 mmol/L，肌酐84.7 μmol/L。心功能较前明显好转。纠正高钾血症及肝功能。加用瑞舒伐他汀10 mg，qn；美托洛尔23.75 mg，qm[①]；螺内酯20 mg，qm。

入院后约10天患者于16：54突发意识障碍，心电监护提示室速，后变为室颤，立即给予患者心肺复苏术、非同步电复律术后，心律恢复为窦性心律，BP98/64 mmHg，微量泵入胺碘酮，后改为口服胺碘酮。复查cTnT25~30 pg/mL，BNP307 pg/mL，K$^+$4.97 mmol/L；肺动脉CTA未见异常；血气分析未见异常；复查心脏彩超LA 45 mm，LV 65 mm，LVEF

———————————

① qm，每晨1次。

30%；冠状动脉造影提示前降支支架内闭塞（考虑慢性闭塞）。

考虑患者有室速，无可逆因素，植入ICD，出院后将依诺肝素钠调整为利伐沙班，加用沙库巴曲缬沙坦逆转心室重构。1个月后，于前降支安置支架1枚，调整美托洛尔为47.5 mg，qm，并据血压调整沙库巴曲缬沙坦用量为100 mg，bid，加用达格列净控制血糖。复查心脏彩超：双心房、左心室增大（LA 52 mm，LV 65 mm），二尖瓣轻–中度反流，三尖瓣轻度反流，左心室节段运动异常，左心室收缩功能降低，LVEF 34%。复查动态心电图：平均心率60次/分，房性期前收缩12次，室性期前收缩0次。

【最终诊断】

1. 缺血性心肌病，支架植入术后慢性心功能不全急性加重，心功能IV级。

2.持续性室速，室颤，电复律术后。

3.阵发性心房纤颤，CHA_2DS_2-VASc评分4分，HAS–BLED评分3分。

4.肺炎，I型呼吸衰竭。

5.2型糖尿病。

6.高血压3级，很高危。

7.多器官功能衰竭（肝功能不全、肾功能不全、凝血功能异常、呼吸衰竭）。

8.代谢性酸中毒。

9.电解质代谢紊乱。

【讨论】

缺血性心肌病在本质上是由冠心病引起的严重心肌功能失常。临床表现为：①心脏增大，以左心室为主。②逐渐发生的心力衰竭。③多种心律失常。若能排除引起上述症状的其他器质性心脏病就可诊断。若有心绞痛和心肌梗死的病史，有助于诊断。冠状动脉造影和心脏彩超检查可确立诊断，同时需要进一步对病因进行纠正，重建血运。

遇到急性左心衰竭需进行鉴别（图5–2）、分类，选择合适的治疗方案，处理以淤血为主的急性左心衰竭，重点在于减轻容量负荷。缺血性心肌病，遇到新发室速、室颤、血流动力学不稳定，需电复律，存在不可逆因素发生的室速，需植入ICD。现有的抗心力衰竭药物用于治疗需根据患者情况使用并及时调整（如沙库巴曲缬沙坦、达格列净等）。急性心力衰竭的分类及处理措施见图5-3，急性心力衰竭的治疗要点见图5-4，慢性心力衰竭患者ICD植入适应证见图5-5。

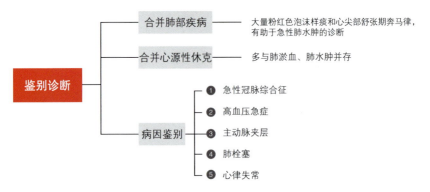

图5-2 急性左心衰竭的鉴别诊断

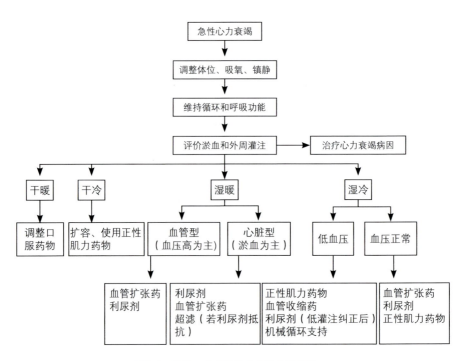

图5-3 急性心力衰竭的分类及处理措施

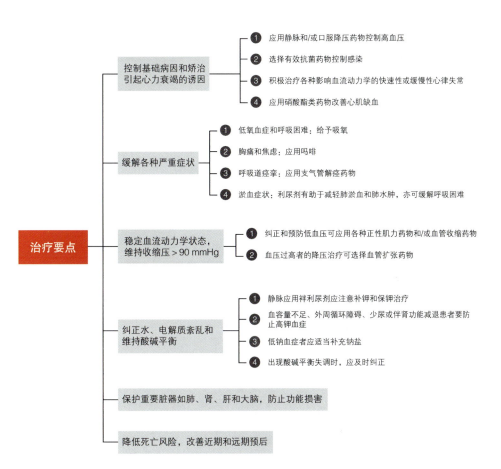

图5-4 急性心力衰竭的治疗要点

慢性心力衰竭患者的 ICD 植入适应证	适应证等级	证据级别
二级预防： 从室性心律失常所致血流动力学不稳定中恢复并且良好功能状态下预期生存时间>1年的患者**推荐使用**ICD，以减少心源性猝死风险和降低全因死亡率	I	A
一级预防： 对于症状性心力衰竭（NYHA心功能Ⅰ~Ⅱ级），3个月以上优化药物治疗后仍然LVEF≤35%，期望良好功能状态下生存时间>1年的患者，**推荐使用**ICD以降低猝死风险和全因死亡率：		
● 缺血性心脏病（除非40天内有心肌梗死发生）	I	A
● 扩张型心脏病	I	B
装置更换前，患者应该由有经验的心脏科医生进行评估，因为管理目标、患者需求以及临床状态可能已经改变	Ⅱa	B
对于有猝死风险的心力衰竭患者，可穿戴式心律转复除颤器（WCD）**可以考虑**在有限时间内使用或者作为植入器械的过渡	Ⅱb	C

图5-5　慢性心力衰竭患者ICD植入适应证

◆ 成都市第三人民医院　张杨春　蔡琳　徐俊波

参考文献

[1]　中华医学会心血管病学分会心力衰竭学组，中国医师协会心力衰竭专业委员会，中华心血管病杂志编辑委员会.中国心力衰竭诊断和治疗指南2018 [J].中华心力衰竭和心肌病杂志，2018，2（4）：196-225.

病例六

致心律失常性右室心肌病植入ICD1例

【要点】

致心律失常性右室心肌病（ARVC），也曾称为致心律失常性右室发育不全（ARVD），是一种主要累及右心室、以右心室起源的室性心律失常和心源性猝死为主要表现的遗传性心肌病。其病理表现是右心室心肌被纤维组织或纤维-脂肪组织取代形成瘢痕。

【主诉】

心悸、胸闷9天。

【现病史】

患者女性，36岁，9天前晨起无明显诱因出现胸闷，活动后感明显心悸、气短，无黑矇、晕厥、大汗，持续约20分钟，后于当地医院就诊，行心电图检查提示"宽QRS心动过速，心率189次/分"，心脏彩超提示"右心房、右心室增大，三尖瓣、肺动脉瓣轻度反流"，后转入我院。

发病前10多天因受凉出现咳嗽、咳痰症状，院外服用头孢类抗生素治疗。

【既往史】

体健。家族史无特殊。

【查体】

P 67次/分，BP 99/67 mmHg，发育正常。肺部查体阴性。心界右侧扩大，心律齐，瓣膜区未闻及杂音。腹部查体阴性，双下肢无水肿。

【辅助检查】

1.血常规及尿常规无明显异常。

2.BNP 240 pg/mL（标准为0~100 pg/mL）。

3.肝功能、肾功能、血糖、电解质、凝血功能、甲状腺功能、风湿全套、心肌标志物基本正常。

4.超声心动图：RA 53 mm×66 mm，RV 50 mm×48 mm，LVEDD 45 mm，右心室流出道61 mm，LVEF 62%。左心受压。三尖瓣轻–中度反流。

5.Fontaine导联心电图：可见明显Epsilon波。

6.动态心电图：窦性心律，最长RR间期1.7秒。室性期前收缩129次，1阵室速。

【初步诊断】

心悸、胸闷待诊：急性心肌炎？心肌病？

【诊治经过】

患者为中青年女性，以心悸、胸闷为主要症状，发作时心电图提示快室率宽QRS心动过速，心电图符合室速表现，进一步行Fontaine导联心电图检查，可见明显Epsilon波。结合患者心脏彩超检查结果，考虑ARVC。给予美托洛尔治疗，患者病程中发生持续性室速，有植入ICD治疗指征，经与患者及其家属商议后，选择植入双腔ICD。

【最终诊断】

1.致心律失常性右室心肌病。

2.右心增大。

3.阵发性室速。

4.室性期前收缩。

【讨论】

ARVC是一种与基因突变有关的遗传性心肌病，是由多种编码桥粒蛋白的基因突变导致，其中超过30%的病例为家族性。ARVC存在两种遗传模式：常染色体显性遗传（最常见）及常染色体隐性遗传。其典型心脏病理表现为右心室局部或整体扩张，室壁变薄。病变累及部位包括右心室流入道、流出道和左心室后外侧。病理解剖可见右心室心肌被纤维组织和脂肪组织替代。心肌瘢痕形成最初会出现典型的区域性室壁运动异常，病变发展累及游离壁后，导致整个右心室收缩功能障碍，右心室扩张、心肌变薄。病变亦可累及左心室区域，左心室受累程度与基因型有关。

ARVC患者的临床症状主要表现为心悸、晕厥，其他还包括非典型胸痛、呼吸困难、右心功能不全以及心源性猝死。心电图异常和心律失常通常是ARVC的最早表现。最常见的室性心律失常是持续性或非持续性单形性室速，起源于右心室，为左束支传导阻滞（LBBB）表现。部分ARVC患者以心源性猝死为首发症状。ARVC患者的室速和心源性猝死均可由运动诱发。ARVC是运动员发生心源性猝死的常见原因。非心律失常表现-家族性ARVC的少数患者为常染色体隐性遗传，包括Naxos病，表现为手掌、脚掌角化病和羊毛状毛发改变。

ARVC患者以左心室病变为主要表现的比以右心室病变为主要表现的要少得多。许多患者左心室和右心室的受累程度相似，大多数患者主要或完全为右心室病变，而少数患者主要是左心室病变。ARVC合并左心室受累有三种表现形式：孤立右心室病变或严重右心室病变合并左心室病变；左心室病变为主而右心室病变较轻；双心室同时受累。左心室病变为主的ARVC被称为左优势心律失常性心肌病（LDAC），这部分患者也可表现为心悸、胸痛，但晕厥少见。有50%的患者可能被误诊为病毒性心肌炎、扩张型心肌病、肥厚型心肌病或特发性室速。

对于所有疑似ARVC的患者需详细询问至少三代家族史，行完整12导联心电图、心脏彩超、动态心电图和CMR检查。如果可行，建议进一步对患者亲属进行临床评估。超过85%的ARVC患者表现出ARVC的一种或多种心电图特征，但也有部分患者表现为正常心电图。有特征表现的ARVC心电图包括：

1.S波升肢延迟（从S波的最低点到等电基线的间隔≥55毫秒）：在91%~95%的无右束支传导阻滞的ARVC患者中可以发现这种心电图表现（图6-1）。

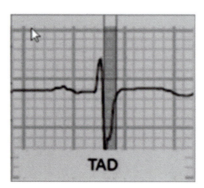

图6-1 S波升肢延迟（阴影部分）

2.Epsilon波：5%~30%的ARVC患者心电图可表现有Epsilon波，这是由于右心室心肌的某些部分延迟激动出现的低幅度电势（图6-2）。

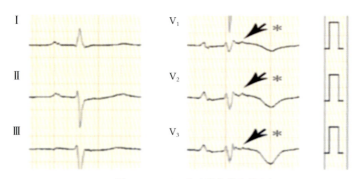

图6-2 Epsilon波（黑色箭头所示）

3.右心前区导联（V_1、V_2和V_3）中的T波倒置：临床中发生室速的患者有一半心电图可发现存在T波倒置。T波倒置的程度与右心室增大的程度以及发生室性心律失常或心源性猝死的风险相关。

所有怀疑ARVC的患者都应进行24~48小时动态心电图监测，了解是否存在室性期前收缩和非持续性室速。提示ARVC的超声心动图检查结果包括右心室流出道增大、右心室收缩功能降低、室壁运动障碍或室壁瘤。对于一部分患者，电生理检查主要用于鉴别ARVC与特发性室性期前收缩/室速。CMR能够非常准确地评估RV和LV的体积和功能，同时可以反映心肌纤维化的情况。临床表现为心律失常且疑似ARVC的大多数患者可以结合使用非侵入性心电图和影像学评估来诊断。如果非侵入性心电图和影像学评估提示ARVC可能性大，或者满足明确或临界的诊断标准，则还应进一步进行全面的基因检测（*DSC2*、*DSG2*、*DSP*、*JUP*、*PKP2*和*TMEM43*）。

ARVC患者的首要治疗目标是预防心源性猝死和减缓疾病进展。所有确诊的ARVC患者，在无禁忌证的情况下，均推荐使用β受体阻滞剂。

使用ICD的二级和一级预防指征：

1.二级预防。对于心搏骤停（SCA）复苏患者、发生过持续性室速或明确有室速晕厥史的患者，推荐ICD植入用于心源性猝死的二级预防。

2.一级预防。对于没有心搏骤停和持续性室速病史的患者，如果有心律失常性晕厥，或因中至重度结构性心脏病证据/中至重度心电异常表现（包括$V_1 \sim V_3$及其他导联T波倒置、频发室性期前收缩、非持续性室速/电生理检查阳性）而处于高风险，建议植入ICD作为心源性猝死的一级预防。

接受β受体阻滞剂治疗但仍然出现ICD放电的患者，通常需要加用抗心律失常药物或行射频消融术。

◆ 成都市第三人民医院　谢珊

难治性心力衰竭植入CRT-D术后1例

【要点】

难治性心力衰竭又称为顽固性心力衰竭，是指经过积极的内科治疗，患者的临床症状依旧难以改善的一类心脏病终末期反应。由于此类患者预后极差，猝死风险高，而我国心脏器械辅助治疗尚未完全开展，加之心脏移植的供体不足，因此对于有适应证的难治性心力衰竭患者，心脏植入型电子器械治疗成了一个重要的治疗手段。

【主诉】

反复心累、气紧4个多月，加重半个月。

【现病史】

患者男性，56岁，4个多月前无诱因出现心累、气紧，活动后明显，无胸闷、胸痛，无夜间端坐呼吸，无阵发性呼吸困难，无黑矇、晕厥，无腹痛、腹胀、腹泻，无头晕、头痛，无恶心、呕吐，无双下肢水肿，无反酸、呃逆，无咯血，无潮热、盗汗，无皮肤瘙痒，休息后症状好转，未进一步诊治。入院前半个月，患者心累、气急加重，稍活动即感心累、气紧不适，遂于当地医院就诊，自诉症状无明显缓解，为进一步治疗，遂来我院门诊。

【既往史】

否认冠心病、高血压、糖尿病等病史，曾因外伤致左眼失明，否认吸烟、饮酒史。

【查体】

T 36.2℃，P 94次/分，R 16次/分，BP 107/67 mmHg。双肺叩诊呈清

音，双肺呼吸音稍粗，双下肺可闻及少许湿啰音。心界扩大，各瓣膜区未闻及明显杂音。腹部查体阴性。双下肢不水肿。

【辅助检查】

1.血常规及大小便常规无明显异常。

2.GGT 243.3 U/L，尿素7.89 mmol/L。

3.BNP 558.6 pg/mL，hs-cTnT 20.34 pg/mL。

4.PCT 0.07 ng/mL。

5.甲状腺功能、D-二聚体、电解质、C反应蛋白（CRP）无明显异常。

6.心电图：窦性心律，完全性左束支传导阻滞。

7.肝胆胰脾肾超声：肝内稍强回声团，考虑血管瘤；左肾囊性占位。

8.超声心动图：全心增大（RA 41 mm×51 mm，LA 54 mm，RV 25 mm×45 mm，LV 68 mm），二尖瓣中-重度反流，左心室壁搏幅弥漫性降低，主动脉硬化，主动脉瓣钙化，主动脉瓣反流（轻度），少量心包积液，左心室收缩功能降低（LVEF 23%），舒张功能降低。

9.24小时动态心电图：窦性心律，室内传导阻滞，平均心率86次/分，最慢心率66次/分，最快心率110次/分，最长RR间期为1秒，房性期前收缩1次，室性期前收缩7次（单发室性期前收缩7次），Ⅱ、Ⅲ、aVF、$V_4 \sim V_6$导联可见ST段水平或下斜型下移0.05～0.30 mV。

10.冠状动脉造影：前降支中段20%狭窄，回旋支近端20%狭窄。

【初步诊断】

心累、气紧待诊。

【诊治经过】

分析患者的临床特点，主要表现为心累、气紧，活动后症状明显，化验结果提示BNP升高、hs-cTnT轻微异常。超声心动图：全心增大、左心室壁搏幅弥漫性降低、左心室收缩功能降低（LVEF 23%），考虑为心力衰竭。治疗上予以口服"新三角"药物（沙库巴曲缬沙坦片50 mg，bid；美托洛尔缓释片23.75 mg，qd；螺内酯20 mg，qd），另加用呋塞米注射液20 mg，bid，静脉推注以利尿。下一步则需要明确心力衰竭的病因。结合超声心动图结果，考虑扩张型心肌病可能性大，但仍需要排除是否存在缺血性心肌病。为进一步明确诊断，行冠状动脉造影检查：前降支中段20%狭窄，回旋支近端20%狭窄，余冠状动脉未见确切狭窄。故此，考虑心力衰竭病因为扩张型心肌病。

患者心力衰竭病因明确，尽管给予优化药物治疗，但患者LVEF极低（23%），且合并室内传导阻滞，预期生存期＞1年，因此建议患者植入CRT-D，手术顺利，后复查BNP（181.9 pg/mL）较前下降，予以出院，嘱其出院后规律用药。

【最终诊断】

1.难治性心力衰竭。

2.扩张型心肌病。

3.心功能Ⅳ级。

4.植入CRT-D。

5.冠状动脉狭窄。

【讨论】

难治性心力衰竭很难明确定义。在临床实践中，尽管使用了最佳的药物（在临床试验中被证明是有益的）治疗，但患者持续有症状或出现心力衰竭复发时，我们常常认为该患者存在难治性心力衰竭。因此，我们首先要明确目前最佳的药物治疗有哪些？在最近的数十年里，临床对心力衰竭（尤其是HFrEF）的病理生理机制及其优化治疗的认识有了长足的进步。对于HFrEF的最佳药物治疗组合，已经从既往的"金三角"（ACEI/ARB、β受体阻滞剂、MRA）过渡到以ARNI为基础的"新三角"，再到现在的"新四联"［ARNI、β受体阻滞剂、MRA、钠-葡萄糖协同转动蛋白2（SGLT2）抑制剂］。

在2021年欧洲心脏病学会（ESC）《急慢性心力衰竭诊断和治疗指南》中，对于射血分数降低（LVEF＜40%）的心力衰竭（NYHA心功能Ⅱ～Ⅳ级）患者的药物治疗，ACEI、β受体阻滞剂、MRA、达格列净/恩格列净等四类药物作为ⅠA类推荐，以降低心力衰竭患者的住院和死亡风险。沙库巴曲缬沙坦则作为ⅠB类推荐，以替代ACEI更好地减少患者的住院及死亡风险。在沙库巴曲缬沙坦的有效性和安全性

（PARADIGM-HF）试验中，沙库巴曲缬沙坦在降低因心力衰竭恶化导致的再住院率、心血管病死率和全因死亡率等方面优于依那普利。此外，沙库巴曲缬沙坦的使用可能减少袢利尿剂的需求。值得注意的是，使用沙库巴曲缬沙坦的患者更容易出现症状性低血压，但这些患者也可从沙库巴曲缬沙坦的治疗中获得临床益处，因此实践中需监测血压以更好地确定药物剂量。

作为新兴的一类改善心力衰竭预后的药物，达格列净（SGLT2抑制剂）的临床获益在达格列净预防心力衰竭不良结局研究试验中得到了印证。该研究以心力衰竭病情恶化（住院或紧急就诊需静脉用药）、心血管性死亡为主要终点，结果显示与安慰剂相比，在最佳药物治疗的基础上，达格列净的应用使主要终点事件的发生率降低26%。此外，对于有症状的HFrEF患者，达格列净可降低全因死亡率、减轻心力衰竭症状、改善身体功能和生活质量。无论是否合并糖尿病、糖化血红蛋白的水平高低，HFrEF患者的临床获益都是相同的。在心力衰竭随机对照试验（Emper-Reduced）中，恩格列净显示出相似的临床疗效。此外，SGLT2抑制剂的利尿剂/钠尿剂特性可能在减少充血方面提供额外的益处，并可能减少袢利尿剂的使用。因此，2021年ESC《急慢性心力衰竭诊断和治疗指南》推荐，对于HFrEF患者，除了联合ACEI/ARNI、β受体阻滞剂和MRA外，无论糖尿病状态如何，建议使用达格列净/恩格列净。

对于难治性心力衰竭，心脏移植是有效的治疗方法，左心室辅助装置也可用于心脏移植前的过渡治疗和部分严重心力衰竭患者的替代治疗。由于我国心脏供体的来源不足，心脏机械辅助治疗也尚未完全开展，接受此两种治疗的患者数量较少。因此，对于有适应证的难治性心力衰竭患者，心脏植入型电子器械治疗成了一个重要的治疗手段。目前，心脏植入型电子器械治疗主要包括2项内容：①CRT，用于纠正心力衰竭患者的心脏失同步以改善心力衰竭。②植入ICD，用于心力衰竭患者心源性猝死的一级或二级预防。

患者在药物优化治疗至少3个月后仍存在以下情况应该进行CRT，

以改善症状及降低病死率：

1.窦性心律，QRS时限≥150 毫秒，左束支传导阻滞，LVEF≤35%的症状性心力衰竭患者（Ⅰ，A）。

2.窦性心律，QRS时限≥150 毫秒，非左束支传导阻滞，LVEF≤35%的症状性心力衰竭患者（Ⅱa，B）。

3.窦性心律，130 毫秒≤QRS时限<150 毫秒，左束支传导阻滞，LVEF≤35%的症状性心力衰竭患者（Ⅰ，B）。

4.窦性心律，130 毫秒≤QRS时限<150 毫秒，非左束支传导阻滞，LVEF≤35%的症状性心力衰竭患者（Ⅱb，B）。

5.需要高比例（>40%）心室起搏的HFrEF患者（Ⅰ，A）。

6.对于QRS时限≥130 毫秒，LVEF≤35%的心房颤动患者，如果心室率难控制，为确保双心室起搏可行房室结消融（Ⅱa，B）。

7.已植入起搏器或ICD的HFrEF患者，心功能恶化伴高比例右心室起搏，可考虑升级到CRT（Ⅱb，B）。

ICD的适应证为：

（1）一级预防。①缺血性心脏病患者，优化药物治疗至少3个月，心肌梗死后至少40天及血运重建至少90天，预期生存期>1年：LVEF≤35%，NYHA心功能Ⅱ或Ⅲ级，推荐ICD植入，减少心源性猝死和总死亡率（Ⅰ，A）；LVEF≤30%，NYHA心功能Ⅰ级，推荐植入ICD，减少心源性猝死和总死亡率（Ⅰ，A）。②非缺血性心力衰竭患者，优化药物治疗至少3个月，预期生存期>1年：LVEF≤35%，NYHA心功能Ⅱ或Ⅲ级，推荐植入ICD，减少心源性猝死和总死亡率（Ⅰ，A）；LVEF≤35%，NYHA心功能Ⅰ级，可考虑植入ICD（Ⅱb，B）。

（2）二级预防。慢性心力衰竭伴低LVEF，曾有心脏停搏、室颤或伴血流动力学不稳定的室速（Ⅰ，A）。

心力衰竭是一种复杂的临床综合征，需要给予患者适合的诊治和长期管理。难治性心力衰竭更需要在此基础上进一步地优化治疗，不仅需要关注患者的生存时间，也需要关注患者的身体痛苦及生活质量。

◆ 成都市第三人民医院　赵天军

急性重症病毒性心肌炎1例

【要点】

急性心肌炎指由各种原因引起的心肌炎性损伤所导致的心脏功能受损，包括收缩、舒张功能减低和心律失常。其病因包括感染、自身免疫性疾病、中毒或药物毒性等，其中感染是最主要的致病原因，病原体以病毒最为常见。急性重症病毒性心肌炎一旦诊断明确，需要多方面治疗，包括药物治疗及非药物治疗。其中药物治疗包括营养心肌、抗病毒、激素治疗、免疫球蛋白治疗、稳定内环境等。非药物治疗包括呼吸机支持、主动脉内球囊反搏（IABP），甚至体外膜肺氧合（ECMO）辅助，特殊情况下可考虑连续性肾脏替代治疗（CRRT），抗缓慢性心律失常时使用临时起搏器。把握器械治疗的时机选择，防止或延缓病情恶化。

【主诉】

发热、畏寒4天，心悸、乏力2小时。

【现病史】

患者女性，60岁，在无明显诱因下出现发热、畏寒，有口腔溃疡，反复发热，最高体温达39.0℃，有咳嗽、咳痰，无流涕、打喷嚏，无恶心、呕吐，无胸闷、胸痛等不适，遂到外院就诊，给予患者氨林巴比妥、天麻素、酚氨咖敏片等治疗后效果差；2小时前觉症状加重，伴有心悸、胸闷、头晕、乏力、四肢发冷，拨打"120"后到我院急诊科就诊，行心电图检查，提示三度房室传导阻滞，室性逸搏，心率30～40次/分，BP70/45 mmHg左右，考虑急性心肌梗死，立即给予患者阿司匹林及替格瑞洛，请心内科会诊，绕行CCU行冠状动脉造影，提示未见狭窄，收入CCU病区。

【既往史】

体健，无特殊。家族史、婚育史无特殊。

【查体】

T 36.5℃，P 80次/分，R 26次/分，BP 104/72 mmHg［去甲肾上腺素0.3 μg/（kg·min）维持，IABP维持］，SpO_2 88%。半卧位，精神萎靡。颈静脉无充盈。双肺可闻及散在湿啰音。心前区无异常隆起，各瓣膜区无震颤，心界不大，心率80次/分，心律齐，心音低钝。双下肢无水肿，四肢冰凉。

【辅助检查】

1.血乳酸 4.35 mmol/L，PCT 0.53 ng/mL。

2.血常规：WBC 9.3×10^9/L，Neu 5.66×10^9/L，Neu% 为60.9%，Hb 99 g/L，PLT 187×10^9/L。

3.肝功能：ALB 29.9 g/L，AST 109.2 U/L，胆碱酯酶（ChE）5 355 U/L。

4.肾功能：未见异常。

5.电解质：K^+ 3.55 mmol/L，Na^+ 136.3 mmol/L。

6.心肌标志物：hs-cTnT 2 637 pg/L，肌红蛋白（MYO）89.52 ng/mL，CK-MB 42.94 ng/mL。

7.HIV、梅毒螺旋体、丙肝病毒及乙肝病毒检查未见异常。

8.BNP 1 538.10 pg/mL。

9.血气分析：pH值7.298，$PaCO_2$ 28.3 mmHg，PaO_2 65.5 mmHg，BE -8 mmol/L，HCO_3^- 19.4 mmol/L，SpO_2 88%。

10.凝血功能：PT 16.6 s，INR 1.33，D-二聚体3.95 mg/L，FDP 12.29 mg/L。

11.心电图：三度房室传导阻滞。

12.X线片：右肺少许炎变，肺淤血。

13.心脏彩超：左心房轻度增大，为36 mm，二尖瓣轻-重度反流，三尖瓣轻-中度反流，左心室壁节段运动异常，左心室壁运动欠协调，左心室收缩功能减低，EF 40%。

【初步诊断】

1.急性重症病毒性心肌炎，心源性休克。

2.三度房室传导阻滞，临时起搏器植入术后。

3.肺炎，Ⅰ型呼吸衰竭。

4.代谢性酸中毒。

【诊治经过】

入院后冠状动脉造影提示未见明显狭窄，治疗方案：①营养心肌。曲美他嗪，辅酶Q10，极化液250 mL（补钾、补镁），维生素C抗氧化。②抗病毒治疗。更昔洛韦0.25 g+250 mL NS，q12h[①]，连花清瘟颗粒6 g，tid，口服。③激素治疗。甲泼尼龙80 mg+20 mL NS，q12h，静脉推注，抗感染治疗3天后减量为80 mg，qd。④护胃治疗。泮托拉唑40 mg +50 mL NS，静脉滴注。⑤抗生素治疗。哌拉西林钠他唑巴坦钠4.5 g+100 mL NS，q8h[②]。⑥安置临时起搏器，给予无创呼吸机治疗。⑦纠正内环境紊乱。⑧抗心力衰竭治疗。人重组脑利钠肽0.5 mg静脉持续泵入［0.008 5 μg/（kg·min）］。治疗后第3天患者恢复窦性心律。住院后第11天复查心脏彩超，结果显示左心房轻度增大，二尖瓣中度反流，三尖瓣轻度反流，左心室壁运动欠协调，左心室收缩功能正常，复查肌钙蛋白为42.23 pg/mL，患者好转出院。

【最终诊断】

1.急性重症病毒性心肌炎，心源性休克。

2.三度房室传导阻滞，临时起搏器植入术后。

3.肺炎，Ⅰ型呼吸衰竭。

4.代谢性酸中毒。

---

① q12h，每12小时1次。

② q8h，每8小时1次。

【讨论】

急性重症病毒性心肌炎，是由各种病毒感染导致的严重心肌细胞损伤，属病毒性心肌炎的严重类型，起病急，病情恶化快，死亡率高。患者容易出现心源性休克、严重心律失常、充血性心力衰竭，阿-斯综合征等。心电图诊断急性重症病毒性心肌炎敏感性高，特异性低，所有患者都应行24小时动态心电图检查；对于常见的ST段抬高心电图，需要与缺血性心肌病鉴别，必要时需行冠状动脉造影，束支阻滞或房室传导阻滞提示预后不良，其中宽QRS波是死亡独立预测因素；ST-T改变常见。超声心动图提示弥漫性室壁运动减低（蠕动样），心脏收缩功能下降：LVEF显著下降，多数患者心腔大小正常，少数患者心腔稍扩大，极少数明显扩大；室壁增厚，是心肌炎性水肿所致，节段性室壁运动异常是心肌炎症受累不均所致。心包积液提示病变累及心包。CMR或心内膜心肌活检（EMB）对其诊断价值较高，但常常因为病情严重或家属拒绝，未做进一步检查。冠状动脉造影对排除心肌梗死诊断意义重大，对于有胸痛、ST-T改变、心肌酶谱升高的疑诊患者应尽快进行冠状动脉造影。急性重症病毒性心肌炎的病原学检查评估，病毒血清学检测，免疫球蛋白G（IgG）诊断意义有限，病毒性心肌炎常由呼吸道或肠道病毒感染所致，常见的为柯萨奇B组RNA病毒，对其进行免疫球蛋白M（IgM）抗体检测可能有助于早期诊断，对心内膜活检心肌组织病毒RNA检测诊断价值更高。急性重症病毒性心肌炎的实验室检查评估，心肌酶谱无明显酶峰，提示病变为渐进性改变；持续性增高提示预后不良。BNP或NT-proBNP通常显著升高，提示心功能受损严重，但与心肌损伤相比有一定滞后性，短期内需要复查。炎症反应标志物CRP升高，但无特异性。肿瘤坏死因子、白介素-10（IL-10）、白介素-6（IL-6）、白介素-1（IL-1）和内皮黏附分子浓度增加。

急性重症病毒性心肌炎一旦诊断明确，需要进行多方面的治疗，包括药物治疗及非药物治疗。其中药物治疗包括营养心肌、抗病毒、激素治疗、免疫球蛋白治疗、稳定内环境等；非药物治疗包括呼吸机支持、IABP，甚至ECMO辅助，无尿的情况下可考虑CRRT，抗缓慢性心律失常时可使用临时起搏器。把握器械治疗的时机选择，防止或延缓病情恶化。对于血流动力学不稳定的急性重症病毒性心肌炎患者，推荐尽早使用ECMO治疗。应用IABP仍不能纠正或不足以改善微循环时，应立即应用ECMO，也可以与IABP联合应用。急性重症病毒性心肌炎患者如存在呼吸功能障碍，均推荐尽早给予呼吸治疗支持。血液净化治疗的主要目的是持续过滤去除毒素和细胞因子。研究表明，早期有效地稳定急性重症病毒性心肌炎患者的血流动力学并减轻继发免疫损伤可明显改善预后，合并肾功能损伤时，更应早期积极使用。急性重症病毒性心肌炎的病理生理过程中均存在体液免疫和细胞免疫过程，免疫吸附能选择性清除血浆中的致病因子。激素的治疗建议开始每天200 mg静脉滴注，经3～5天再酌情减量。静脉注射免疫球蛋白建议每天20～40 g，使用2天，此后每天10～20 g，持续5～7天。急性重症病毒性心肌炎患者需要心脏移植的比例显著高于非急性重症病毒性心肌炎。病理分型中，巨细胞型心肌炎的预后显著差于淋巴细胞浸润型心肌炎。

◆　成都市第三人民医院　张杨春

▶ 病例九

暴发性心肌炎1例

【要点】

暴发性心肌炎（FM）是心肌炎中最为严重的一种临床类型，主要见于年轻人，冬春季节发病较多，以起病急骤、进展迅速为特点，患者很快出现严重心力/循环衰竭、各种恶性心律失常，并可伴有呼吸衰竭和肝、肾功能衰竭。本病因进展迅速，病情凶险，且容易被延误诊治，早期病死率极高。

【主诉】

反复晕厥6个多小时。

【现病史】

患者女性，53岁，6个多小时前家属发现患者出现气促，突发短暂意识丧失，持续时间较短，后自行恢复，伴小便失禁，无肢体抽搐、口吐白沫、舌咬伤等症状。上述症状反复发作10余次，家属将患者送至当地社区医院（具体诊治经过不详），后由"120"送入我院急诊科行心电图检查，结果显示三度房室传导阻滞，后收入心血管内科（以下称我科）。

【既往史】

48年前被诊断为克汀病，规律口服甲状腺片，qd；3年前被诊断为2型糖尿病，目前规律口服格列美脲（量不详），血糖控制不详。否认高血压、先天性心脏病、癫痫病史。家族史、婚育史无特殊。

【查体】

T 36.7℃，P 72次/分，R 18次/分，BP 108/78 mmHg。平车推入病

房，患者神志清、精神差，小便失禁。呈桶状胸，肋间隙增宽。双肺叩诊呈清音，双下肺未闻及干湿啰音。心率72次/分，心律齐，第一心音有力，各瓣膜区未闻及杂音。腹部查体阴性。双下肢无水肿，四肢肌力Ⅴ级、肌张力正常，病理反射阴性。

【辅助检查】

1.血常规：WBC 15.65×10^9/L，Neu% 为0.2%，Hb 130 g/L。

2.凝血功能：PT 18.3秒，INR 1.61，D-二聚体3.01 mg/L，FDP 8.51 mg/L。

3.肝功能：ALT 380.6 U/L，AST 372.8 U/L。

4.肾功能：尿素23.20 mmol/L，肌酐143.6 μmol/L，尿酸（UA）1 011.2 μmol/L。

5.血糖、电解质：随机血糖（GLU）15.50 mmol/L，K^+ 3.96 mmol/L，Na^+ 133.5 mmol/L，Cl^- 86.6 mmol/L，P^{3+} 2.74 mmol/L，Mg^{2+} 1.10 mmol/L。

6.hs-cTnT：7 041.0 pg/mL。BNP：23 323.0 pg/mL。

7.血气分析：pH值7.266，$PaCO_2$ 43.4 mmHg，PaO_2 77.6 mmHg，HCO_3^- 24.1 mmol/L，BE-7.5 mmol/L。

8.入院心电图：三度房室传导阻滞。复查心电图：心房扑动，胸前导联ST段较前动态变化。

9.冠状动脉造影：左主干未见明显狭窄，前降支中段狭窄30%，回旋支近段狭窄30%，中段狭窄30%，右冠状动脉未见明显狭窄，各冠状动脉血流速度正常。

【初步诊断】

1.FM，三度房室传导阻滞。

2.多器官功能衰竭。

3.重度肝功能受损。

4.冠心病，急性心肌梗死？

5.2型糖尿病。

6.克汀病。

【诊治经过】

入院后安置临时心脏起搏器，给予苯溴马隆降尿酸，多烯磷脂酰胆碱、异甘草酸镁保肝，碳酸氢钠纠正酸中毒，头孢哌酮钠舒巴坦钠抗感染，曲美他嗪营养心肌，甲泼尼龙抗炎等对症支持治疗。患者出现多器官功能衰竭，于2015-09-20转入ICU进一步治疗，继续激素冲击疗法，抗病毒治疗，使用呋塞米、螺内酯减轻心脏负荷，奥美拉唑抑酸，硫糖铝保护胃黏膜，申请输注血浆补充凝血因子。因患者进食差，重度胃肠功能紊乱伴营养不良，予以脂肪乳、氨基酸营养支持；患者低钠血症、低钙血症，予以氯化钾、氯化钠纠正电解质紊乱等治疗后病情好转。于2015-09-24转入我科CCU，入我科后心电图提示窦性心律，心室率在70~80次/分，未出现心律失常，临时起搏器工作正常。入我科后积极调整胰岛素控制血糖，递减甲泼尼龙用量，继续营养心肌、保肝、纠正电解质紊乱、利尿、抗感染、护胃等对症治疗，病情进一步好转，复查肝功能、电解质、心肌标志物等基本恢复正常，血常规恢复正常，血糖控制尚可，拔除心脏临时起搏器电极后安排出院。

【最终诊断】

1.FM，间歇三度房室传导阻滞，心脏临时起搏器植入术后。

2.多器官功能衰竭。

3.重度肝功能受损。

4.冠状动脉粥样硬化伴狭窄。

5.2型糖尿病。

6.Ⅰ型呼吸衰竭。

7.电解质紊乱。

8.酸碱平衡紊乱。

9.高尿酸血症。

10.细菌性肺炎。

11.克汀病。

12.胃肠功能紊乱。

【讨论】

心肌炎指由各种原因引起的心肌炎性损伤导致的心脏功能受损，

包括收缩、舒张功能减低和心律失常。FM是心肌炎最为严重和特殊的类型，主要特点是起病急骤、病情进展极其迅速，因突发严重的弥漫性心肌炎症导致患者很快出现血流动力学异常、室性心律失常和多器官功能衰竭。一般认为当急性心肌炎突然发生且进展迅速，很快出现心力衰竭、低血压或心源性休克，需要应用正性肌力药物、血管活性药物或机械循环辅助治疗时，可以诊断为FM。由于诊治容易延误，尽管已应用循环支持治疗、心脏移植等多种治疗方式，FM早期病死率仍然很高。值得注意的是，本病一旦度过急性危险期，长期预后良好。因此，FM的早期识别和避免诊治的延误十分重要。

FM基础病因和病理生理机制与急性非暴发性心肌炎类似，其基础病因包括感染、自身免疫性疾病和毒素/药物毒性3类，其中感染是最主要的致病原因，而病毒感染又是暴发性心肌炎的主要病因，包括肠道病毒（尤其是柯萨奇B病毒）、腺病毒、巨细胞病毒、EB病毒和流感病毒等。心肌损伤的病理生理机制包括病毒侵蚀的直接损伤和免疫介导的组织损伤，最终导致心肌细胞水肿、凋亡和坏死，炎性细胞浸润。FM虽然主要见于年轻人，但各年龄段均可发病。本病好发于冬春季，无明显性别差异。前驱症状包括发热、乏力、鼻塞、流涕、咽痛、咳嗽、腹泻等，个体表现差异较大；而后数日或1～3周，可出现气短、呼吸困难、胸闷或胸痛、心悸、头晕、极度乏力、食欲明显下降等症状，为患者就诊的主要原因。部分患者迅速发生急性左心衰竭或心源性休克，出现肺淤血或休克表现；少数发生晕厥或猝死。FM也可引起多器官功能损害或衰竭，包括肝/肾功能损伤、凝血功能异常以及呼吸系统受累。血压、呼吸、心率等生命体征异常提示血流动力学不稳定，是FM最为显著的表现，也是病情严重程度的指征。

心肌酶谱持续性增高，其中以肌钙蛋白最为敏感和特异，说明心肌进行性损伤和加重，提示预后不良。BNP或NT-proBNP水平显著升高通常提示心功能受损严重，是诊断心功能不全，判断病情严重性、发展及转归的重要指标，尤其是对于合并重症肺炎者有重要鉴别诊断价值。血常规、心电图检查常常无特异性，左心衰竭时胸部X线或CT检查可见肺淤血或肺水肿征象。超声心动图对于FM的诊断和随访意义重大，可见弥漫性室壁运动减弱，心脏收缩功能异常，心腔大小变化，室间隔或心室壁稍增厚以及心室壁节段性运动异常，还有助于及时排除瓣膜性心脏病、肥厚型或限制型心肌病、心肌梗死等。此外，冠状动脉造影有助于排除急性心肌梗死，有创血流动力学监测可作为判断病情及治疗反应的标志。因FM患者病情紧急危重，CMR临床诊断意义有限，也不推荐急性期做心肌活检。病原血清学检查如IgM抗体检测可能有助于FM的早期诊断。FM更多是一个临床诊断而非组织学或病理学诊断，需要结合临床表现、实验室及影像学检查结果进行综合分析。起病急骤，有明显病毒感染前驱症状尤其是全身乏力、纳差，继而迅速出现严重的血流动力学障碍、实验室检测显示心肌严重受损，超声心动图可见弥漫性室壁运动减弱时，即可临床诊断FM。FM的鉴别诊断包括冠心病、病毒性肺炎、脓毒血症性心肌炎、应激性心肌病（Takotsubo综合征）、普通急性心肌炎等。

FM患者病情进展迅速，早期病死率高，一旦度过危险期，长期预后好。因此应尽早采取积极的综合治疗方案，尽力挽救患者生命。除一般治疗（严格卧床休息、营养支持等）和普通药物治疗（营养心肌、减轻心脏负荷、保护胃黏膜等）外，还包括抗感染、抗病毒、糖皮质激素治疗、静脉注射免疫球蛋白、血液净化、生命支持措施（IABP、ECMO、CRRT、呼吸机辅助呼吸、心脏临时起搏器植入）等，必要时可行心脏移植。总之，FM作为心肌炎中发病迅速、病情危重的特殊类型，患者血流动力学不稳定，药物难以维持而且效果不佳，相比于其他危重病，机械辅助生命支持治疗对于协助患者度过危险期具有重要意义。心内科医生应对FM予以高度重视，尽早识别和预判，尽早实施全方位救治，严密监护，不轻易放弃，做到"以生命支持为依托的综合救治"，提高救治存活率，挽救患者生命。

◆ 成都市第三人民医院　王健　李锦

急性重症心肌炎1例

【要点】

心肌炎是由心肌炎性改变所引起的一种临床常见疾病，严重威胁人群健康。当患者出现心包炎、充血性心力衰竭、心源性休克、阿-斯综合征和急性肾衰竭等一种或多种并发症时，可定义为急性重症心肌炎。

【主诉】

发作性晕厥10多个小时。

【现病史】

患者男性，77岁，10多个小时前，患者于日常活动中突发晕厥，持续10分钟后自行恢复，晕厥前有头晕，无心悸、胸闷，醒后无四肢活动障碍，无逆行性遗忘，不伴大小便失禁、四肢抽搐，拨打"120"至我院急诊科就诊。查血常规：WBC 20.13×10^9/L，RBC 4.64×10^{12}/L，Hb 139 g/L，PLT 158×10^9/L。查心肌酶：MYO＞3 000 ng/mL，cTnT 1 500 pg/mL，CK-MB 107.1 ng/mL。查胸部CT：双肺肺炎。查头部CT：右侧基底节及左侧丘脑软化灶，脑萎缩，脑脱髓鞘。急诊以"晕厥待诊"收治入我科。

【既往史】

体健。大量吸烟史60余年。家族史、婚育史无特殊。

【查体】

T 38.6℃，P 85次/分，R 20次/分，BP 81/48 mmHg。精神差，神志淡漠，查体不配合。颈静脉无充盈，肝颈静脉回流征阴性。双肺呼吸音粗，双肺可闻及大量湿啰音。心界临界，心律齐，各瓣膜听诊区未闻及杂音。腹部查体阴性。双下肢无水肿。

【辅助检查】

1.心肌标志物：hs-cTnT 1 965 pg/mL，MYO 2 809 ng/mL，CK-MB 86.32 ng/mL。

2.血常规：WBC 21.00×10^9/L，Neu% 77.9%，RBC 4.28×10^9/L，Hb 127 g/L。

3.肝功能：TBil 48.5 μmol/L，TP 62.2 g/L，ALB 33.7 g/L，ALT 83.8 U/L，AST 364.1 U/L。

4.BNP 463.50 pg/mL，PCT 14.15 ng/mL，CRP 123.00 mg/L。

5.肿瘤标志物、电解质、肾功能无异常。

6.血气分析：pH值 7.439，PaO_2 64.77 mmHg，$PaCO_2$ 27.3 mmHg，HCO_3^- 18.7 mmol/L，BE −3.4 mmol/L，SpO_2 93.5%。

7.动态心电图：窦性心律，大于2秒的RR间期0次，最长RR间期1.5秒，室上性期前收缩71次，2对成对室上性期前收缩，2次二联律，2阵室上性心动过速，室性期前收缩1次，ST段未见异常偏移。T波：Ⅱ、Ⅲ、aVF、V_5、V_6导联倒置。

8.动态血压：平均血压104/70 mmHg，全天血压负荷0。

【初步诊断】

1.晕厥待诊，心源性晕厥？脑源性晕厥？感染性脑病？

2.脓毒血症。

【诊治经过】

分析患者的临床特点，患者为老年男性，起病急骤，以突发晕厥起病，随后于短时间内出现气促、乏力甚至低血压休克表现，血压需去甲肾上腺素微泵维持，查体提示血压低、发热、精神差、神志淡漠，双肺闻及大量湿啰音。辅助检查提示患者心肌酶显著升高，血常规以及PCT、CRP等感染指标亦显著升高，合并有急性肝损伤表现，提示病情进展极其迅速，患者很快出现血流动力学异常（泵衰竭和循环衰竭），内科予以吸氧、抗感染、营养心肌、补液扩容、血管活性药物升压等对症支持治疗，后患者出院至当地医院继续治疗。

【最终诊断】

急性重症心肌炎。

【讨论】

心肌炎指由各种原因引起的心肌炎性损伤所导致的心脏功能受损，包括收缩、舒张功能减低和心律失常。急性重症心肌炎是一种极其凶险的心血管急危重症，其病因多样、起病急骤、进展迅速，若不及时救治，可在数小时或数天内出现急性心力衰竭、心源性休克，甚至猝死。急性重症心肌炎是一种临床综合征，主要特点是起病急骤，病情进展极其迅速，患者很快会出现血流动力学异常（泵衰竭和循环衰竭）及严重心律失常，并可伴有呼吸衰竭和肝、肾功能衰竭，早期病死率极高。

病毒感染是急性重症心肌炎的主要病因，但由于检测方面的原因，仅有10%~20%的急性重症心肌炎患者心肌组织中能检测到病毒基因，主要包括柯萨奇病毒、腺病毒和流感病毒。导致心肌损伤的病理生理机制包括病毒直接损伤以及免疫介导的组织损伤，新生儿以病毒直接损伤多见，成年人则更多为免疫损伤。病毒侵蚀心肌细胞及其他组织细胞并在细胞内复制，引起心肌变性、坏死和功能失常；细胞裂解释放出的病毒继续感染其他心肌细胞及组织，同时释放出细胞因子造成损害。病毒侵蚀组织造成损伤释放的细胞因子，一方面会导致炎性水肿，另一方面可趋化炎症细胞，包括单核巨噬细胞、淋巴细胞和中性粒细胞在间质中的浸润，引起细胞毒性反应、抗原抗体反应，以及炎性因子对心肌造成损伤。

针对急性重症心肌炎的临床表现，病毒感染前驱症状诸如发热、乏力、鼻塞、流涕等是诊断心肌炎的重要线索，随后可出现气短、呼吸困难、胸闷或胸痛、头晕、心悸、乏力等症状，进一步可出现血流动力学障碍、肝功能和肾功能损害、凝血功能异常、呼吸系统受累等严重表现。心肌损伤标志物/心肌酶谱、BNP或NT-proBNP、血常规、心电图、超声心动图等是协助诊断的重要方法，而心内膜活检仍是心肌炎诊断的"金标准"。

急性重症心肌炎的治疗包括对症及支持治疗，如保持绝对卧床休息、避免情绪激动与波动、食用易消化且富含营养的饮食、吸氧、改善心肌代谢、补充液体及使用质子泵抑制剂防止应激性溃疡和消化道出血。抗病毒治疗、免疫调节（糖皮质激素、免疫球蛋白治疗）是病因治疗，严重者可予以呼吸循环支持、血液净化及CRRT和免疫吸附等。

心肌炎可能部分或者完全康复，慢性亚临床炎症可能会导致扩张型心肌病。因此，患者应根据个体风险因素，在1年内至少每6个月进行一次随访。随访的时间间隔应根据临床表现的严重程度来确定。随访应基于临床评估、心电图和超声心动图等进行。近年来，通过外部诱因来识别易导致患者心功能不全的基因变异已成为研究的热点。基因组分析相关信息或有助于对受影响的家庭成员进行风险评估，并帮助患者选择个体化的诊断和治疗方法。建议对重症心肌炎患者进行基因变异筛查，以早期识别致心律失常性心肌病等疾病。

◆ 成都市第三人民医院　张杨春

长QT间期综合征植入全皮下植入型心律转复除颤器1例

【要点】

长QT间期综合征（LQTS）是一种心肌复极化异常的疾病，其特征在于心电图的QT间期延长，T波和（或）U波异常、期前收缩后的代偿间期及心动过缓时易发生尖端扭转性室速。该综合征与多形性室速的风险增加有关。临床表现包括晕厥、抽搐或猝死等。LQTS可以是先天性，也可以为获得性，两者之间存在一定交叉重叠。

【主诉】

发作性晕厥3年多，复发5天。

【现病史】

患者女性，17岁，3年前无诱因出现心悸，自觉心跳快，后发生晕厥，意识丧失，持续10~20秒自行清醒。1年前晕厥再发，发作前症状与3年前相似。入院前1周多、7天、5天分别发生晕厥，发作前均有心悸不适，无情绪激动、运动诱因。意识丧失10~20秒。院外心电图及动态心电图提示QT间期延长，考虑LQTS。

【既往史】

体健。家族史无特殊。

【查体】

P 73次/分，BP 110/67 mmHg，发育正常。肺部体征阴性。心界无增大，心律齐，瓣膜区未闻及杂音。腹部体征阴性。双下肢无水肿。

【辅助检查】

1.血常规及尿常规无明显异常。

2.肝功能、肾功能、血糖、电解质、凝血功能、甲状腺功能正常。

3.心电图：窦性心律，QT间期延长（以ST段延长为主）520毫秒。从Ⅱ导联可以看到明显的ST段延长。测量QT间期接近600毫秒（图11-1）。

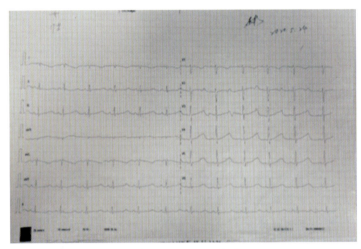

图11-1　入院后心电图

4.动态心电图：窦性心律，平均心率61次/分，最长RR间期1.538秒。室性期前收缩1 514次，2阵室速。ST段未见抬高或降低。

5.超声心动图：心脏结构未见明显异常。左心室收缩、舒张功能正常。

6.头颅MRI：未见异常。

7.磁共振血管成像：左侧颈内动脉C7段局限性小突起。

8.送检院外LQTS基因检测：阴性。

【初步诊断】

1.晕厥。

2.LQTS。

【诊治经过】

患者为青少年女性，发作性晕厥，发作前有心悸症状，心电图提示QT间期延长，大于500毫秒，以ST段延长为主，符合3型LQTS特点，入院后给予美西律100～150 mg，tid，复查心电图提示QT间期较前缩短，为470毫秒（图11-2）。

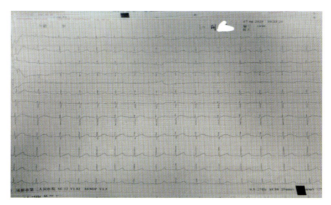

图11-2　服用美西律后心电图

与患者父母沟通治疗方案，决定在药物治疗基础上，进一步行：①皮下ICD植入。②植入带电极ICD。③左心房起搏。家属选择植入全皮下植入型心律转复除颤器（SICD）治疗，择期行全麻下SICD植入手术。患者术后好转出院。长期服用美西律，门诊随访，未再发生晕厥。

【最终诊断】

1.LQTS（3型）。

2.阵发性室速。

3.频发室性期前收缩。

【讨论】

青少年女性患者，无相关心律失常及猝死家族史，考虑先天性LQTS可能性大。先天性LQTS目前分为LQT1、LQT2、LQT3三种类型。LQT1患者在给予儿茶酚胺（如肾上腺素或异丙肾上腺素）激发后可表现出QT间期的反常延长。LQT2中最常见的是由听觉刺激触发的急性事件，例如闹钟或电话铃响。与LQT3相比，生活中LQT1和LQT2更有可能出现急性事件（例如运动、情绪或噪声诱发）。LQT3患者在休息或睡眠时发生急性事件的风险最高，而LQT1患者在睡眠期间发生急性事件的风险较低。

先天性LQTS患者存在基因变异，最新研究提示在先天性LQTS患者中已鉴定出多达17个致病基因变异；但同时约30%的LQTS患者基因型可以为阴性。目前临床指南等指出：①有先天性LQTS家族史，心电图检查结果以及任何其他检查的结果［如LQTS风险评估分数（Schwartz评分）≥3.5分］异常，临床上怀疑先天性LQTS的患者推荐行基因检测（Ⅰ类推荐）。②对于无先天性LQTS家族史的无症状患者，反复心电图检查的QTc（校正的QT间期）≥480毫秒（青春期前）或QTc≥500毫秒（青春期后）推荐行基因检测（Ⅰ类推荐）。③如家族先证者中确诊存在此疾病的基因变异，应对所有一级亲属进行基因检测（Ⅰ类推荐）。

先天性LQTS患者通常诊断年龄小于30岁，不过发病从婴幼儿到成人均有。先天性LQTS临床表现高度可变。患LQTS的大多数人在诊断时没有症状，并且可能终生无症状。有症状的患者常表现为LQTS导致的晕厥、全身性癫痫样发作，许多LQTS患者临床被误诊为癫痫。LQTS患者因心律失常引发的临床症状可表现为：①心律失常性晕厥；②心律失常性晕厥继发全身性癫痫发作；③心搏骤停；④猝死。

约13%的先证者以心源性猝死为首发症状。LQTS患者心律失常的类型大多为室性快速性心律失常，在少数患者中存在心动过缓、房室传导阻滞和房性心律失常，心动过缓在儿童患者中似乎更为常见。多形性室速/尖端扭转型室速是先天性LQTS患者的常见表现，其中80%表现为晕厥或心搏骤停。此类患者主要表现为反复发作性晕厥，推测与室速发作有关。先天性LQTS患者很少发生房性心律失常（如心房颤动、室上性心动过速等），但其发生频率要明显高于无LQTS的普通人群。

对于LQTS有症状患者的治疗方法分为药物治疗、ICD治疗及手术治疗。

（1）药物治疗主要包括β受体阻滞剂、美西律等。β受体阻滞剂可以减少晕厥和心源性猝死的发生。对于所有患有先天性LQTS且有晕厥、癫痫发作或心搏骤停复苏史的患者，欧美相关指南建议使用普萘洛尔或纳多洛尔作为治疗LQTS的首选，特别是对于LQT1或LQT2患者。对于LQT3患者，目前较多地使用普萘洛尔和美西律联合治疗。美西律的靶剂量通常为4~6 mg/kg，q8h。本病例中的年轻患者在使用美西律后，可以观察到QT间期明显缩短。在使用美西律的LQT2患者中则可观察到明显的QTc间期缩短。因此，对于高危LQT2患者，也可以考虑将β受体阻滞剂和美西律联合使用。

（2）目前对于ICD治疗的推荐如下：①对于大多数初发表现为心搏骤停且未发现可逆原因的患者，建议行ICD。②建议心搏骤停发作的患者在使用β受体阻滞剂治疗时，同时给予ICD治疗。如果选择ICD治疗出现反复放电，则可将左心交感神经去除术（LCSD）作为后续治疗选择。③使用了β受体阻滞剂和LCSD治疗后仍反复发作心源性晕厥的患者，给予ICD治疗。

（3）对于已使用足剂量的β受体阻滞剂仍有反复发作心律失常，或不能耐受β受体阻滞剂治疗的患者，可以考虑行LCSD。

◆ 成都市第三人民医院　谢珊

▶ 病例十二

长QT间期综合征1例

【要点】

LQTS是指具有心电图上QT间期延长，T波异常，易产生室性心律失常，尤其是尖端扭转型室速、晕厥和猝死的一组综合征。LQTS按病因可分为获得性和先天性两种类型。获得性LQTS通常与心肌局部缺血、心动过缓、电解质异常和应用某些药物有关。先天性LQTS的致病基因至少有6个，已发现100多个突变位点。临床上依基因型的不同可有特异性心电图表现。LQTS的标准治疗是抗肾上腺素能治疗（β受体阻滞剂、LCSD），对少数病例，需要辅以起搏器或ICD治疗。其他如补钾、抗心律失常等仅是探索性治疗措施，对高危情况下的无症状患者也应进行适当治疗。

【主诉】

反复心慌、胸闷10余年，加重半月。

【现病史】

患者女性，55岁，10余年前无明显诱因于晚上出现心慌伴胸闷，每次发作3～5分钟，休息后可自行缓解。1年前患者上述症状再发，伴晕厥数次，间断出现脚痛、胸闷，患者遂到外院就诊，诊断为"快速型心房颤动""阵发性室上性心动过速"，治疗效果欠佳。半月前患者上述症状加重，每次发作10～15分钟，频率加快，并伴有活动后心累、气促、心前区隐痛，为求进一步诊治，来我院门诊就诊，收入我科治疗。自患病以来，患者精神、食欲、睡眠一般，大小便正常，体重无明显变化。

【既往史】

发现血糖升高5年，被诊断为2型糖尿病，平素服用阿卡波糖片、格列齐特控制血糖。发现血压升高6年，平素测量血压收缩压最高达180 mmHg，具体用药不详。自诉发现甲状腺功能亢进症（简称甲亢）10余年，平时服用甲巯咪唑片治疗。家族史、婚育史无特殊。

【查体】

T 36.2℃，P 64次/分，R18次/分，BP 126/70 mmHg，精神一般，查体合作。颈静脉无充盈，肝颈静脉回流征阴性。双肺呼吸音清，未闻及干湿啰音。心界临界，心率64次/分，心律齐，未闻杂音。腹软，无压痛、反跳痛，肝肾区无叩痛。双下肢无水肿。病理征阴性。

【辅助检查】

1.血常规：RBC 3.6×10^{12}/L，Hb 125×10^{9}g/L。

2.肾功能：尿素6.99 mmol/L，肌酐114.9 μmol/L，尿酸417.9 μmol/L。

3.电解质：K^+3.93 mmol/L。

4.BNP：305.80 pg/mL。

5.心肌标志物：MYO 21.23 ng/mL，hs-cTnT 24.440 pg/mL。

6.甲状腺功能：促甲状腺激素5.571 5 mIU/ L、甲状腺球蛋白92.84 μg/L。

7.大小便、凝血功能、自身免疫抗体、抗中性粒细胞胞质抗体（ANCA）无明显异常。

8.心电图：窦性心动过缓，QTc 0.66 s。

9.床旁胸部X线片：支气管炎征象；双上肺模糊斑片影，炎症性病变？其他？心影增大。

10.超声心动图：左心（LA 37 mm，LV 53 mm）、右心房增大（RA 41 mm×51 mm），二尖瓣反流（中度），左心室壁整体活动度降低，三尖瓣反流（轻度），肺动脉压增高，左心室收缩功能正常低值（LVEF 50%）。

11.双下肢血管彩超：双下肢动脉中内膜不规则增厚伴内膜钙化点形成，双侧小腿段肌间静脉增粗伴血栓形成，左侧股静脉瓣功能不全。

12.动态心电图：窦性心律，平均心率82次/分，最慢38次/分，最快201次/分，>2.0秒长间期0次，最长RR间期1.685秒，室上性期前收缩2 826次，室上性心动过速13次，室性期前收缩2 130次，室速12阵，三联律3阵，可见多源性室速，可见R-on-T现象，可见交界性逸搏。ST段Ⅱ、Ⅲ、aVF、V$_5$～V$_6$导联水平下移0.05～0.1 mV。T波可见低平、倒置。

13.动态BP：全天最高BP 191/92 mmHg，最低BP 102/50 mmHg，平均BP 132/69 mmHg，血压负荷收缩压40%。

【初步诊断】

1.阵发性房颤。

2.冠心病。

3.甲状腺功能亢进性心脏病。

4.甲亢，毒性弥漫性甲状腺肿（Graves病）。

5.高血压3级，很高危。

6.2型糖尿病。

【诊治经过】

患者心慌、胸闷，伴反复晕厥表现。心电图示QTc明显延长。动态心电图提示多源性室速，可见R-on-T现象，伴有QT间期明显延长。患者表现为不明原因的晕厥和心电图上QTc延长。依据1993年国际LQTS协作组颁布的积分式临床诊断标准，患者得分4分，可肯定为LQTS。患者反复晕厥，动态心电图提示多源性室速，可见R-on-T现象，伴有QT间期明显延长，有ICD植入手术指征，予以ICD植入预防猝死。予以β受体阻滞剂，以及氯化钾+门冬氨酸钾镁片补钾、补镁。治疗后患者症状好转出院。

【最终诊断】

1.心源性晕厥，频发室性期前收缩，阵发性室速。

2.LQTS，阵发性室速，ICD植入术后。

3.慢性心功能不全急性加重，左心、右心房增大，二尖瓣反流（中度），NYHA心功能Ⅱ～Ⅲ级。

4.阵发性房颤，CHA_2DS_2-VASc 评分4分，HAS–BLED 评分3分。

5.甲亢。

6.高血压3级，很高危。

7.2型糖尿病。

8.双肺肺炎。

9.下肢深静脉血栓形成。

10.肾功能不全。

11.颈动脉硬化（斑块）。

12.胃炎。

【讨论】

LQTS是编码心脏离子通道的基因突变导致相应的离子通道功能异常而引起的一组综合征。LQTS并非一种常见的临床疾病，我国的LQTS患者被误诊的情况还比较多，许多患者曾被误诊为癫痫、神经性晕厥等；对已诊断为LQTS的患者，能正确进行β受体阻滞剂一线治疗的情况也只有50%左右，这提示还有为数不少的医生对这种疾病的诊疗缺乏足够的理解。

LQTS确切的发病率还未知，据一些研究者估计，呈常染色体显性遗传的威廉姆斯综合征的发病率在1/10 000～1/5 000，而常染色体隐性遗传的心–耳综合征，发病率则在（1～6）/百万人。未经治疗的LQTS患者的死亡率是很高的。1985年发表的对233个LQTS患者的研究表明，在未经任何治疗或非抗肾上腺素能治疗的126名患者中，1年死亡率是20%，3年死亡率是26%，15年死亡率是53%；而经过抗肾上腺素能治疗（β受体阻滞剂或LCSD）的患者，其相应的死亡率分别为0.9%、6%和9%。第一次发病的症状即心搏骤停的概率为7%～8%。

LQTS目前的诊断主要依靠家族史、不明原因的晕厥和心电图上QTc延长。目前已证实6种遗传学异常与常染色体显性遗传的LQTS有关；还有2种遗传学异常与常染色体隐性遗传的LQTS有关，分别命名为JLN1和JLN2。基因诊断是LQTS诊断的"金标准"，但基因检测技术难度大，成本高，本身存在种种不足。根据临床症状、心电图QTc和T波变化评分，国际上制定了临床诊断标准，评分≥4分，临床诊断明确；评分≤1分基本可以除外；评分为2～3分时诊断可疑。此诊断标准与基因诊断结果非常相似。关于LQTS诊断，更重要的是心电图特点和家系调查。对于QTc处于临界值的患者（0.44秒＜QTc＜0.47秒），需进一步做运动试验及动态心电图检查以掌握尽可能多的患者信息。

　　循证医学实践证明，LQTS的标准治疗是抗肾上腺素能治疗（β受体阻滞剂，LCSD），对少数病例，需要辅以起搏器或ICD治疗。其他如补钾、抗心律失常等仅是探索性治疗措施，必须在正规的抗肾上腺素能治疗的前提下应用。欧洲心脏病学会推荐的LQTS的心源性猝死的预防治疗指南将植入ICD、LCSD和永久性双腔起搏器（DDDR）列为二类适应证，LQTS患者应用充分大剂量β受体阻滞剂和补钾、补镁治疗后，并且认真地进行了各种诱发因素的预防措施，仍有晕厥反复发生时应植入ICD或DDDR，如没有植入或者经济条件不允许植入ICD或DDDR者，则应考虑进行LCSD治疗。

◆　*成都市第三人民医院　王涛*

左心增大电风暴1例

【要点】

电风暴是指24小时内室速或室颤反复发作3次或3次以上。临床上又称儿茶酚胺风暴、ICD电风暴等。电风暴可发生于器质性心脏病、非器质性心脏病、遗传性心律失常、植入ICD后或继发于各种危重症，主要见于冠心病及植入ICD后。其促发因素常为急性心肌缺血、心力衰竭、电解质紊乱、药物影响及自主神经失衡等。电风暴是最危重的恶性心律失常，是心源性猝死的重要机制，是需要紧急处理的临床综合征。

【主诉】

反复胸闷、气促7年多，频发放电3天。

【现病史】

入院前7年多，患者无明显诱因出现胸闷、气促，经休息后逐渐缓解，未引起重视。入院前3年多，在四川大学华西医院被诊断为"冠心病"，后长期服用阿司匹林抗血小板。此后胸闷、气促逐渐加重。入院前1年多，患者再次无明显诱因突发胸闷、气促，伴胸痛、咳嗽、咳痰。我院冠状动脉造影提示冠状动脉前降支动脉瘘，右冠状动脉轻度狭窄。动态心电图提示窦性心律，频发室性期前收缩，22阵室速。超声心动图提示左心房明显增大，右心房轻度增大。被诊断为"扩张型心肌病，频发室性期前收缩，短阵室速，慢性心功能不全，心功能Ⅲ级，慢性阻塞性肺疾病，冠状动脉粥样硬化"。行CRT-D植入术，术后好转出院。院外长期服用地高辛、厄贝沙坦、螺内酯、美托洛尔、氯吡格雷、呋塞米等，仍间断出现心累、气促、双下肢水肿。2个月前，患者爬山后再次出现胸闷、气促，活动耐量较前明显减低，偶有心前区闷痛，伴心悸，于我院住院治疗后好转。3天前，患者CRT-D出现放电，且次数逐渐增多，放电次数可有20余次，伴明显胸闷、气促、心悸，患者为进一步诊治入住我科。

自患病以来，精神、食欲、睡眠尚可，二便正常，近期体重变化不详。

【既往史】

15年前发现高血压，血压最高达160/100 mmHg，现间断服用尼群地平片控制血压，自诉血压控制可。无吸烟、饮酒史。家族史、婚育史无特殊。

【查休】

T 36.4℃，P 180次/分，R 20次/分，BP 104/70 mmHg。桶状胸，肋间隙增宽，双肺叩诊呈清音，双肺呼吸音低，双肺未闻及啰音。心尖搏动位于第5肋间左锁骨中线外0.5 cm，心率180次/分，心律不齐。腹部查体阴性。双下肢轻度水肿。

【辅助检查】

1.血常规：WBC 11.92×10^9/L，Neu% 86.6%。

2.心肌标志物：MYO 118.50 ng/mL，hs-cTnT 259.70 pg/mL，CK-MB 21.17 pg/mL。

3.BNP 1 364.9 pg/mL，PCT 0.07 ng/mL。

4.肝功能、肾功能、电解质未见明显异常。

5.痰培养阴性。

6.心电图：频发室性期前收缩。

【初步诊断】

1.扩张型心肌病，左心增大电风暴，NYHA心功能Ⅲ级。

2.慢性阻塞性肺疾病急性加重期。

3.高血压2级，很高危。

4.冠状动脉硬化伴狭窄。

5.痛风性关节炎。

6.慢性胃炎。

7.焦虑抑郁状态。

【诊治经过】

入院后给予胺碘酮微泵治疗，美托洛尔控制心室率，曲美他嗪改善心肌代谢，阿托伐他汀调节血脂稳定斑块，阿普唑仑片辅助睡眠，门冬氨酸钾镁、硫酸镁维持细胞膜电稳定，呋塞米、螺内酯利尿，苯溴马隆降低尿酸，氯吡格雷抗血小板聚集，地西泮镇静，头孢西丁注射剂抗感染，莫沙必利、多潘立酮片促进胃肠动力，法莫替丁片护胃，蒙脱石散通便，枸橼酸坦度螺酮调节情绪，甲氧氯普胺注射液止吐，洛索洛芬钠止痛。住院期间反复出现心悸、CRT-D放电，予以抢救治疗，检测发现CRT-D电池耗竭。跟家属沟通病情后，于2016-10-28行CRT-D置换术。术后患者切口恢复可，拆线后出院。

【最终诊断】

1.扩张型心肌病，左心增大电风暴，NYHA心功能Ⅲ级，CRT-D置换术后。

2.慢性阻塞性肺疾病急性加重期。

3.高血压2级，很高危。

4.冠状动脉硬化狭窄。

5.痛风性关节炎。

6.慢性胃炎。

7.焦虑抑郁状态。

8.低钾血症。

9.视神经炎。

【讨论】

电风暴可发生于器质性心脏病、非器质性心脏病、遗传性心律失常、植入ICD后或继发于各种危重症。其促发因素常包括急性心肌缺血、心力衰竭、电解质紊乱、药物影响及自主神经失衡等。

（一）电风暴的发病机制

（1）器质性心脏病变（如急性冠脉综合征、高血压心脏病、心肌病、先天性心脏病）、LQTS、短QT综合征、布鲁加达综合征（Brugada综合征）可能是发生电风暴的主要病理基础。心肌缺血及遗传性心律失常时，心肌细胞膜离子通道功能和离子流出现异常，使膜电位降低及振荡。动作电位时限缩短及不应期离散，室颤阈下降，从而导致电风暴的发生。心力衰竭时心肌应激性增加、心电不稳定，更易促发电风暴。有学者指出，电风暴发生与希浦系统传导异常有关。研究发现，起始于希浦系统的异位激动，不仅在室速/室颤时起重要的触发和驱动作用，而且可逆向传导，阻止窦性激动下传，促使室速/室颤反复发生，不易终止。

（2）交感神经过度激活可能是发生电风暴的主要因素。在急性冠脉综合征时，或运动过程中，或情绪波动时，交感神经过度激活，过量的儿茶酚胺与β受体结合，改变了细胞膜离子通道的构型，使大量的钠、钙离子内流，钾离子外流，引起致命性室性心律失常。交感神经激活时可出现心率增快、血压升高等，加上反复的体外电复律或CRT-D放电治疗时引起的严重脑缺血，能进一步导致中枢性交感兴奋过度而呈现恶性循环，从而使电风暴加剧。

（3）在非器质性心脏病中，血钾、镁过低（或过高）和重度酸中毒时，可使心肌细胞发生电紊乱而诱发心室扑动、室颤导致电风暴。创伤、不适当运动、恐惧或焦虑等也可引起电风暴。某些药物如洋地黄、β受体激动剂、抗心律失常药物等对心肌均有毒性，可致恶性心律失常而引起电风暴。利尿剂可造成低钾血症，促进心律失常的发生。

（二）临床特点

（1）突然起病，急剧恶化。电风暴可发生在任何时间，与心电不稳定性增强密切相关。大多数患者存在病因或诱因，如急性冠脉综合征、急性心力衰竭、颅脑损伤、精神应激、用药史及遗传性心律失常等。

（2）反复发作性晕厥伴交感神经兴奋增高是本病特征。晕厥时常伴有意识障碍、胸痛、呼吸困难、血压下降（或升高）、发绀、抽搐等，甚至心脏停搏和死亡。

（3）心电监护或动态心电图可记录到反复发作性室速或室颤。

（4）常规治疗室速的药物疗效不佳。

（三）发作前表现

（1）窦性心动过速。

（2）单形、多形或多源室性期前收缩，可呈单发、连发、频发，可伴有墓碑样ST改变，当偶联间期逐渐缩短时，可出现"R-on-T"致室速/室颤。

（3）原发病的显露更加明显，如原发性心电疾病可出现QTc间期更长（或更短），Brugada波、Epsilon波或Osborn波更显著等；获得性离子通道病可出现尼亚加拉（Niagara）瀑布样T波、T波电交替、U波电交替等，伴ST段改变。

（四）发作时特点

（1）24小时内出现3次或3次以上的室速或室颤。

（2）室性心律失常大多是室速，部分为室颤或混合形式，少部分为尖端扭转型室速、多形性室速。

（3）电转复效果不佳，静脉应用β受体阻滞剂可有效终止其发作。

根据电风暴的临床表现及心电图特征一般诊断不难。当某些室上性心动过速伴束支阻滞、心室内差异传导、经旁道下传、心肌弥漫性病变、药物中毒及电解质紊乱等引起的宽QRS波心动过速，可用Brugada分步法加以鉴别。必要时可进行心电生理检查以确定心动过速性质。

（五）治疗

消除病因及诱因是终止电风暴和预防电风暴再发的基础。对冠心病且有适应证者，给予经冠状动脉内介入治疗或冠状动脉搭桥，可防止电风暴出现。及时纠正心力衰竭、电解质紊乱及酸碱失衡，应用抗焦虑药物消除精神心理障碍，去除医源性致病因素等，常可使电风暴易于纠正，且防止电风暴再发。

1.药物治疗

（1）β受体阻滞剂为首选药物，其能预防钠、钾、钙三种离子通道异常及治疗多种基础心脏病，可逆转电风暴，同时还能对抗交感神经的过度兴奋，稳定心肌细胞膜电位，提高室颤阈值，防止猝死发生。一旦确诊，应立即静脉注射β受体阻滞剂。通常以美托洛尔5 mg+5%葡萄糖液稀释后缓慢静脉推注，可重复1~2次，总量不超过0.2 mg/kg。

（2）胺碘酮能有效抑制复发性室速/室颤。主要用于心肌缺血所致的电风暴，可单独使用，效果不佳时也可与β受体阻滞剂联合应用。值得注意的是，低钾时使用胺碘酮，会使复极离散度增大，室速/室颤更加顽固和恶化。给药方法：胺碘酮150 mg+5%葡萄糖液稀释后静脉滴注10分钟，经3~4次不终止者，可给予电复律。电复律后，以0.5~1.0 mg/min，维持静脉滴注或口服药物，24小时用量可达3 g。

（3）维拉帕米能抑制心室或浦肯野纤维的触发性心律失常，对无器质性心脏病者由极短偶联间期室性期前收缩引发的电风暴，应用维拉帕米可取得良好疗效。一般维拉帕米5~10 mg+5%葡萄糖液稀释后缓慢静脉推注。

（4）其他药物：对于Brugada综合征发生的电风暴应首选异丙肾上腺素，病情稳定后，可选用口服异丙肾上腺素、异波帕胺、西洛他唑等。对原发性短QT综合征可选用奎尼丁、氟卡尼或维拉帕米。对难治性电风暴可选用溴苄铵。

2.电复律

电复律是抢救恶性心律失常有效的重要方法。在电风暴发作期，尽快进行电复律是恢复血流动力学稳定的首要措施，但过度频繁使用易致心肌损伤，心肌细胞内钙超载、钾丢失，心肌细胞凋亡，导致进行性心力衰竭，加重心律失常的发作。在治疗电风暴的过程中，不能完全依赖电复律，必须将电复律与药物治疗结合起来。在转复心律后，必须进行合理的心肺脑复苏治疗，以保证重要脏器的血供。

3.植入ICD及射频消融

植入ICD是目前及时预防或治疗电风暴发作的最佳非药物治疗方法，对冠心病及遗传性心律失常者更为重要。对于已植入ICD发生电风暴者，应酌情调整ICD的相关参数和抗心律失常药物，协助ICD发挥更好的效能。近年来，有人对药物难治性电风暴进行射频消融，短期疗效满意，而长期疗效尚需联合应用相关药物和ICD等。

◆ 成都市第三人民医院　胡尹兰　巫文丽

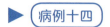

室速电风暴1例

【要点】

室速电风暴又称交感风暴，是心室电活动极度不稳定所导致的危重的恶性心律失常，是心源性猝死的重要原因。

【主诉】

CRT-D持续放电6个多小时。

【现病史】

患者女性，66岁，6个多小时前无明显诱因出现心悸、胸闷症状，自觉心跳快，出现CRT-D放电1次，未予以重视，未到医院就诊。自行服用美托洛尔、异山梨酯治疗，服药后CRT-D反复放电。后再次自行服用半颗胺碘酮，服药后CRT-D仍反复放电，并伴胸闷、心累、不能平卧、大汗。随即被家人送至我院急诊科。急诊科查SpO$_2$低，心电监测提示频发室速，予以胺碘酮静脉注射及静脉泵入维持心律，硫酸镁静脉注射维持心肌细胞稳定，呋塞米利尿等治疗措施，后转入CCU继续治疗。

19年前患者于我院就诊，完善相关检查后诊断为"扩张型心肌病"，予以药物治疗，心功能好转后出院。院外长期药物治疗，先后多次于我院就诊。16年前患者出现阵发性心悸症状，心电图提示阵发性室速，给予药物治疗。后患者于住院期间出现心悸症状，心率240次/分，予以胺碘酮终止后行CRT-D植入治疗。后规律服用美托洛尔、胺碘酮、地高辛、华法林治疗。

【既往史】

2型糖尿病病史6年，目前规律皮下注射胰岛素治疗，自诉血糖控制可。

高血压病史20多年，高血压3级，目前长期服用厄贝沙坦、苯磺酸左旋氨氯地平，病程中有夜间阵发性呼吸困难、端坐呼吸、间断双下肢水肿及运动耐力下降。既往行扁桃体切除、阑尾切除术；有输血史，输血有发热，血型O型。否认吸烟史、饮酒史。家族史、婚育史无特殊。

【查体】

T 36.4℃，P 60次/分，R 20次/分，BP 114/63 mmHg，自主体位，颈静脉无怒张。双肺叩诊呈清音，听诊呼吸音粗，双下肺可闻及湿啰音。心尖搏动范围弥散，心相对浊音界大。腹部查体阴性。双下肢不水肿。

【辅助检查】

1.血常规：WBC 10.30×10^9/L，Hb 101 g/L，PLT 74×10^9/L，Neu% 76.4%。

2.凝血功能：PT 14.10秒，INR 1.07，APTT 76.2秒，凝血酶时间（TT）96.40秒，纤维蛋白原（FBG）2.32 g/L。D-二聚体 3.12 mg/L，FDP 10.25 mg/L。

3.血气分析：pH值7.343，$PaCO_2$ 25.2 mmHg，PaO_2 69.1 mmHg，实际碳酸氢盐（AB）13.8 mmol/L，标准碳酸氢盐（SB）16.0 mmol/L，BE −10.2 mmol/L，血乳酸3.09 mmol/L。

4.肝、肾功能：TBil 63.8 μmol/L，尿素4.1 mmol/L，ALT 56.41 U/L，AST 245.8 U/L，ALP 96.0 U/L，GGT 83.3 U/L，乳酸脱氢酶-L（LDH-L）1 124.1 U/L，肌酐 132 μmol/L，K^+5.5 mmol/L。

5.心肌酶：MYO 1 635 ng/mL，cTnT＞10 000 pg/mL，CK−MB 81.38 ng/mL，BNP 1 102.70 pg/mL。

6.心电图：起搏器节律（VVI模式），起搏器感知功能正常。

7.床旁彩超未见异常。

8.PCT 0.05 ng/mL。

【初步诊断】

1.室速风暴，急性左心功能不全。

2.扩张型心肌病，阵发性室速，CRT-D植入术后。

3.2型糖尿病。

4.高血压3级，高危。

【诊治经过】

入院后予以心电监测，持续氧气吸入，苯磺酸左旋氨氯地平降压，美托洛尔控制心率，氯化钾补钾等治疗，患者于2016-09-20在心导管室全麻下行室速电生理检查及射频消融术，手术过程顺利，因患者术后SpO$_2$在自主呼吸下不能维持在80%以上，心功能差，再次发作室速、室颤风险高，与家属沟通后转入内科ICU治疗。予以重症监护，持续有创呼吸机辅助通气，门冬氨酸钾镁补镁，兰索拉唑抑酸及对症支持治疗后患者病情缓解，无创呼吸机辅助通气下指尖SpO$_2$维持在96%～100%，转入我科继续治疗。继续予以胰岛素控制血糖，苯磺酸左旋氨氯地平降压，美托洛尔控制心率，呋塞米+螺内酯利尿等治疗。

入我科后患者诉起搏器多次放电，感胸痛、心悸不适，心电图提示持续室速，予以胺碘酮持续微泵治疗后夜间未再诉不适。次日晨起咯粉红色血痰、呼吸急促、胸痛、全身大汗，心电监测示SpO$_2$ 54%，复查动脉血气，提示PaCO$_2$ 40.3 mmHg，PaO$_2$ 49.0 mmHg，考虑急性左心衰竭，予以面罩吸氧、呋塞米40 mg利尿、毛花苷C强心等治疗。但患者感染重，床旁胸部X线片提示右侧肺炎，多次检查动脉血气，提示Ⅰ型呼吸衰竭，请呼吸科会诊后予以莫西沙星+美罗培南抗感染治疗。由于重症肺炎合并心力衰竭导致多器官功能衰竭，患者呼吸循环无法维持，于2016-09-26的20：40呼吸、心跳停止，抢救无效宣布临床死亡。

【最终诊断】

1.室速电风暴，阵发性室速，电生理检查及射频消融术后，CRT-D植入术后。

2.扩张型心肌病，急性左心功能不全。

3.重症肺炎。

4. Ⅰ型呼吸衰竭。

5.2型糖尿病。

6.高血压3级，很高危。

7.急性肾衰竭。

8.代谢性酸中毒。

9.高钾血症。

【讨论】

室速电风暴是指24小时内自发的3次或3次以上的伴血流动力学不稳定的室速/室颤，间隔窦性心律，通常需要电转复和电除颤紧急治疗的临床综合征。电风暴可以发生于器质性心脏病、严重的非心脏疾病、遗传性心律失常和植入ICD后。器质性心脏病包括冠心病（急性心肌梗死、陈旧性心肌梗死、稳定型或不稳定型心绞痛、冠状动脉痉挛等，以急性冠脉综合征的电风暴发生率高）、扩张型心肌病、先天性心脏病。严重的非心脏疾病包括急性出血性脑血管炎、急性呼吸衰竭或急性呼吸窘迫综合征、急性重症胰腺炎、心脏型过敏性紫癜、嗜铬细胞瘤危象、急性肾衰竭等，上述疾病通过严重自主神经功能紊乱、低氧血症、损害心肌因子、血流动力学障碍、严重的电解质紊乱（低钾血症、低镁血症）和酸碱平衡失调（重度酸中毒）等极易诱发电风暴。精神心理障碍性疾病患者在极度愤怒、恐惧、悲痛、绝望等状态时，由于儿茶酚胺分泌过度，冠状动脉痉挛或阻塞、自主神经功能严重失衡等亦可诱发电风暴。遗传性心律失常主要指原发性离子通道病等遗传性心律失常，包括原发性长QT综合征、原发性短QT间期综合征、Brugada综合征、儿茶酚胺敏感性多形性室速、特发性室速、家族性阵发性室颤、家族性猝死综合征等。

随着ICD/CRT-D植入数的增加，ICD电风暴已成为心内科医生面临的重要和棘手的问题，是ICD较为常见的并发症。临床多种因素可以诱发或加重心脏电不稳定性，从而触发电风暴的发生，常见因素包括交感神经活性增加、心肌缺血、心力衰竭、电解质紊乱、抗心律失常药物的停用或减量、药物的副作用等。

电风暴的患者常突然起病，病情凶险急剧恶化，其主要临床特点包括：①发作性晕厥，是室速电风暴的特征性表现。②有交感神经兴奋性增高的表现，如血压增高、呼吸和心率加快等。③有基础疾病相应的表现，如缺血性胸痛；心功能不全、劳力性呼吸困难和体液潴留等；电解质紊乱、颅脑损伤等症状；无器质性心脏病基础者，多有焦虑，器质性心脏病者有基础疾病体征。电风暴发生前心电图预兆表现常有心率增快，单形、多源或多形性室性期前收缩增多，可呈单发、连发、频发，当偶联间期逐渐缩短时，可出现"R-on-T"致室速或室颤，随后有ST-T段改变，室性期前收缩可伴有ST段呈"巨R型"抬高或ST段呈墓碑样抬高，缺血性ST段可显著抬高或下移，T波较前增高或加深，新出现U波异常等。原发病的表现更加明显，如原发性心电疾病可出现QT间期更长或更短，Brugada波、Epsilon波或Osborn波更显著。获得性离子通道病可出现Niagara瀑布样T波、T波电交替、U波电交替等。晕厥伴有室性期前收缩患者可合并三度房室传导阻滞伴室性逸搏心律、束支与分支阻滞或HV间期延长、H波分裂等。电风暴发生室速/室颤的心电图特点包括：①室速/室颤反复发作，呈连续性，需及时药物干预或多次电复律。②反复发作的时间间隔有逐渐缩短趋势。③室速起始搏动的形态与室性期前收缩相似，室速多数为多形性、尖端扭转型，极易恶化为室颤。④室速频率很快，一般在250~350次/分，心室节律不规则。⑤电转复效果不佳，或转复后不能维持窦性心律，室速、室颤仍反复发作。⑥静脉应用β受体阻滞剂可有效终止室速、室颤发生。

室速电风暴的治疗包括发作时的治疗、稳定期治疗和非药物治疗。在电风暴发作期，尽快进行电除颤和电复律是恢复血流动力学稳定的首要措施。抗心律失常药物的应用也能有效协助电除颤和电复律控制电风暴的发作和减少电风暴的复发，推荐药物中首选静脉应用β受体阻滞剂如艾司洛尔，次选胺碘酮或两者联合用药。无器质性心脏病患者由极短联律间期室性期前收缩引发的电风暴、电转复无效、常规治疗室速的药物也无效时应用维拉帕米可取得良好疗效。

对于植入ICD发生电风暴的患者，应去除其他诱因，如约66%患者可由新发生或恶化的心力衰竭、抗心律失常药物的更改、合并其他疾病、精神焦虑、腹泻和低钾血症等诱发电风暴。同时，应酌情调整ICD参数和抗心律失常药物。最后，射频消融治疗对于特发性单形性室速患者具有相对较高的治愈率，可消除室性电风暴潜在的电生理学病理基础。室颤的治疗主要是针对恶化为室颤的室性期前收缩、室速进行消融。抑制电冲动只是临时措施，防止电风暴异位电冲动才能取得良好疗效。急性心肌缺血、心力衰竭加重、电解质紊乱、精神与躯体应激等常是室速电风暴的基础病因，对这些病因的针对性治疗是非常重要的。

◆ 成都市第三人民医院　王健　余秀琼

ICD术后电风暴患者1例

【要点】

ICD术后电风暴是一种极度凶险的心律失常，患者及医生要引起重视，积极寻找原因，并及时进行临床干预。ICD术后的患者一定要规律服药，并调整情绪，这也是预防电风暴发作的关键因素。

【主诉】

反复心悸4年，复发加重3小时。

【现病史】

患者男性，73岁，4年前反复心悸，伴有黑矇、晕厥1次，到我院住院，心电图提示室速，心脏彩超提示扩张型心肌病改变，LVEF 30%，优化药物治疗3个月后复查心脏彩超，提示LVEF 32%，随后安置单腔ICD，术后长期服用沙库巴曲缬沙坦及美托洛尔，1个月前自行停药。3小时前再次出现心悸，伴有头晕、乏力，出冷汗，反复电击20多次，遂入院。

【既往史】

5年前发现血压升高，收缩压最高达160 mmHg，4年前患有肾功能不全，肌酐检查示248.5 μmol/L。无吸烟及饮酒史。家族史、婚育史无特殊。

【查体】

T 36.5℃，P 65次/分，R 18次/分，BP 110/70 mmHg，神清。双肺呼吸音清，双下肺可及少许湿啰音。心率65次/分，心律齐，未闻及心脏杂音。双下肢无水肿。

【辅助检查】

1.血常规、尿常规及肝功能检查无明显异常。

2.肾功能：肌酐250.2 μmol/L，尿酸5 793 μmol/L。

3.电解质：K⁺ 5.07 mmol/L。

4.心肌标志物：CK及CK-MB正常，cTnT 77.63 pg/mL。

5.BNP 602 pg/mL。

6.心脏彩超：双房增大，左心室明显增大，LV 68 mm，LVEF 28%，二尖瓣中-重度反流，主动脉瓣中度反流。

7.心电图：室速（图15-1）。

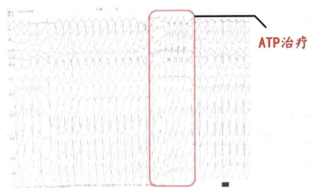

图15-1　ICD对室速进行ATP治疗（超速抑制）

【初步诊断】

1.单腔ICD术后电风暴。

2.高血压2级，很高危。

3.扩张型心肌病改变，二尖瓣中-重度反流，主动脉瓣中度反流，慢性心功能不全，NYHA心功能Ⅲ级。

4.慢性肾功能不全，慢性肾脏病（CKD）4期。

5.高尿酸血症。

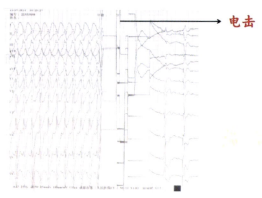

图15-2　ICD电击治疗成功终止室速

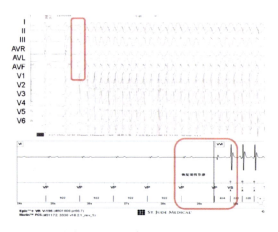

图15-3　患者突发室速体表心电图及程控腔内图

【诊治经过】

入院后患者再次出现室速，ICD放电终止（图15-2、图15-3）。

大部分为室性期前收缩诱发，入院后给予患者咪达唑仑镇静，美托洛尔加量为47.5 mg，qd，抑制交感神经及控制室性期前收缩，静脉推注胺碘酮300 mg，前6小时给予1.0 mg/min，后给予维持剂量，为0.5 mg/min，程控起搏器起搏频率为80次/分。

【最终诊断】

1.单腔ICD术后电风暴。

2.高血压2级，很高危。

3.扩张型心肌病改变，二尖瓣中-重度反流，主动脉瓣中度反流，慢性心功能不全，NYHA心功能Ⅲ级。

4.慢性肾功能不全，CKD 4期。

5.高尿酸血症。

【讨论】

ICD电风暴是指患者在植入ICD后，24小时内出现3次或3次以上需ICD干预的室速或室颤，并且每次事件相隔5分钟以上，是植入ICD后所特有的现象。电风暴的发生率各家报道不一，一般介于10%～20%，有的研究甚至高达40%。

ICD电风暴的病因还不十分清楚，目前认为ICD电风暴多发生于二级预防的患者，既往有心源性猝死史是严重的室性心律失常的危险因素，也是ICD电风暴的常见病因。离子通道病如长QT间期综合征、短QT综合征、Brugada综合征、儿茶酚胺敏感性多形性室速，以及遗传性心脏病如致心律失常性右室发育不良、肥厚型心肌病、扩张型心肌病、致密化不全心肌病等均为恶性心律失常的常见病因，也是ICD电风暴的常见病因。此外，ICD电风暴常见的诱发因素包括心肌缺血或梗死、电解质紊乱（尤其是低钾血症）、急性心力衰竭。其他如抗心律失常药的停用、减量或更换，使用儿茶胺制剂激活交感神经，过量饮酒，精神刺激，心电图长短周期现象，R-on-T室性期前收缩及不恰当的ICD放电等均可诱发。此外尚有一部分患者不能找到诱因。研究表明，低射血分数（LVEF<25%）、QRS波增宽（≥120毫秒）、缺少β受体阻滞剂或ACEI治疗是ICD电风暴的强烈预测因子。

ICD电风暴的预防与治疗措施：

（1）去除相关的病因和诱因，包括原发病的治疗，必要时进行血运重建，改善心肌供血，纠正心力衰竭和电解质紊乱。对精神异常紧张、恐惧、焦虑的患者进行镇静和心理治疗，甚至采用冬眠疗法，以减少应激和心肌氧耗。

（2）ICD电风暴患者可口服β受体阻滞剂、胺碘酮等预防复发，有数据提示它们均可降低ICD的放电频率。

（3）调整ICD的模式和参数是ICD电风暴防治的重要措施。有研究表明，将临床常用较为敏感的室速识别设置方式（12/16个），程控模式简化为将室速识别时间（NIT）延长到30/40个心搏，结果明显减少了ICD的电击干预治疗和因心力衰竭住院的次数，因为许多室速在30个心搏内可能自行终止。

（4）静脉使用有效的抗心律失常药物治疗ICD电风暴，首选药物为β受体阻滞剂（常选用艾司洛尔），次选为胺碘酮、索他洛尔，必要时β受体阻滞剂和胺碘酮二者联合应用。利多卡因也是一种较为有效的药物，部分难治性ICD电风暴可酌情选用溴苄铵、非选择性阻滞快速延迟整流钾电流（Ikr）的Ⅲ类抗心律失常药阿奇利特（azimilide）、以普萘洛尔替代美托洛尔或联合应用Ⅲ类和Ⅰc类抗心律失常药物等，而极短联律间期室性期前收缩引发的ICD电风暴首选维拉帕米。

（5）导管射频消融可以应用于ICD电风暴的急性和择期治疗，尤其是药物不能控制者，联合药物治疗可能会降低心源性死亡，这种情况更适合消融治疗。Carbucicchio等报道95例ICD术后电风暴药物治疗无效的患者，急诊行射频消融术，其中冠心病72例，扩张型心肌病13例，致心律失常性右室发育不良10例，所有患者术中均终止了电风暴的发作，随访22个月，92%患者没有发生电风暴，62%患者未再发生室速，目前越来越多的研究报道射频消融能有效地终止和预防ICD术后电风暴。

（6）ECMO的治疗，通过稳定血流动力学，可能对终止ICD电风暴的发作有一定的辅助作用，而心脏移植可能是防止电风暴发作最终的"撒手锏"。

◆ 成都市第三人民医院　张杨春

乌头碱中毒致顽固性室性心动过速1例

【要点】

重度乌头碱中毒时药物对心肌细胞有直接损害，并对迷走神经有明显抑制作用，其对心肌损害的不均一性可导致心肌细胞间能量代谢障碍差异明显，进而使心肌复极离散度增加，引起致命性折返性室性心律失常。一般用阿托品治疗效果较好，严重者也可加用肾上腺皮质激素。

【主诉】

酒后心悸伴有抽搐2小时。

【现病史】

患者男性，66岁，服用附子药酒约30 mL，2小时后感心悸，进而发生阵发性抽搐、昏迷入院。

【既往史】

无吸烟及饮酒史。家族史、婚育史无特殊。

【查体】

BP 80/50 mmHg，双瞳孔散大约0.6 cm，对光反射消失。双肺无湿啰音。心界不大，心率161次/分，心律不齐。肝脾未触及。双下肢无水肿。

【辅助检查】

1.血常规无明显异常。

2.肝功能正常，肾功能正常。

3.心肌标志物：CK及CK-MB正常，cTnT 102 pg/mL。

4.BNP正常。

5.心电图：室速（图16-1）。

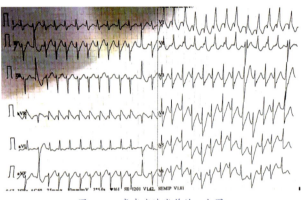

图16-1　患者室速发作的心电图

【入院诊断】

1.乌头碱中毒。

2.持续性室速。

【诊治经过】

心电监测示反复多形性室速，逐渐加速为心室扑动、室颤，体外直流电击均将室颤转为室速，静脉推注利多卡因、胺碘酮等，均不能终止室速。后改用反复静脉推注阿托品共8次，联合利多卡因、甲泼尼龙静脉推注共5次，室速的频率逐渐减慢为110～120次/分，室颤发生后经体外直流电击除颤34次（能量平均180 J），均将室颤转复为室速，经持续胸外按压，抗心律失常药物利多卡因、阿托品、甲泼尼龙等治疗，室颤发生频率逐渐下降，5小时后转为窦性心律，患者苏醒。

【最终诊断】

1.乌头碱中毒。

2.持续性室速，短阵室颤。

【讨论】

乌头碱中毒主要表现为神经和心血管系统症状。乌头碱毒作用为引起中枢神经系统及周围神经先兴奋后麻痹；还可直接作用于心肌，并兴奋迷走神经，致使心律失常及心动过缓等。神经系统先兴奋后抑制可引起的症状有恶心、呕吐、流涎、腹痛、腹泻，严重者可出现牙关紧闭、四肢抽搐、呼吸肌痉挛，最终可窒息。心血管症状有心悸、胸闷、心动过缓、多源性和频发室性期前收缩、心房颤动、室颤或阿-斯综合征等多种心律失常和休克等。

乌头类药物有川乌、草乌、附子、雪上一枝蒿、落地金钱、血乌等中药，此类药物均含有乌头碱，口服0.2 mg乌头碱即能使人中毒，3～5 mg可致死。乌头类药物中毒与否与有无炮制和用量及煎煮时间有关，生服毒性最大。乌头碱遇酸或经煎煮可水解成毒性较低的苯酰乌头原碱，和乙酸再进一步反应可水解成毒性更低的乌头原碱和苯甲酸。因此，使用含乌头碱的药物时剂量不宜过大，煎煮3～4小时使乌头碱毒性降低才能服用。

乌头碱致心律失常的机制主要有两种：一是直接作用于心肌，增强其兴奋性引起室性期前收缩、室速、室颤等快速性心律失常；二是刺激迷走神经抑制窦房结及房室结导致窦性心动过缓、房室传导阻滞等缓慢性心律失常，故乌头碱中毒患者快速性室性心律失常和缓慢性心律失常常同时并存，根据情况及时联用阿托品和利多卡因可取得良好的疗效。阿托品剂量不宜过大，应以轻度阿托品反应（口干、皮肤干、心率80～100次/分）为度。利多卡因可选择性抑制浦肯野纤维，降低自律性，提高心室致颤阈，消除异位节律。对于药物不能控制或有血流动力学改变的恶性心律失常，应尽早给以电复律。电复律可中断折返通路，消除异位兴奋灶，使窦房结重新控制心律。尽早电复律是抢救成功的关键。本病例患者反复电复律34次抢救成功。值得注意的是，反复电复律可能损伤心外膜面心肌，导致再次诱发心律失常，尤其见于高能量电复律时。故电复律的电能也需重视，可反复调节电复律电能，尽量避免使用不必要的高能量电复律。此外，复律成功后应注意对心肌细胞的保护和循环功能的维持，以期达到最佳的治疗效果。

本例为急性乌头碱中毒典型病例，患者心电图出现异位节律等严重的心律失常，及时应用利多卡因、阿托品、激素等进行药物治疗，并尽早进行电复律抢救，可迅速减轻症状，同时心脏异位节律亦迅速消失，恢复正常心律。乌头碱中毒的危险性大，尤其是致命性心律失常死亡率高。乌头碱中毒目前无特效解毒药，治疗之关键在于预防和控制室性心律失常，乌头碱中毒无蓄积性，消除快，只要心律失常纠正，患者在24～48小时即可痊愈。

◆ 成都市第三人民医院　张杨春

无导线起搏器植入1例

【要点】

永久起搏器是症状性缓慢性心律失常的基本治疗方法，传导心脏起搏器植入存在导线、囊袋相关并发症及术后并发症等风险。无导线心脏起搏器的出现解决了上述问题。

【主诉】

反复心悸、胸闷2年多，加重伴头晕10多天。

【现病史】

患者女性，87岁，2年多前无明显诱因出现心悸、胸闷，为剑突下不适，每次发作数小时至数天不等，无胸痛、出汗，无头晕、黑矇、晕厥，无恶心、呕吐、发热、咳嗽等不适，曾于外院诊断为"阵发性房颤"，长期使用华法林抗凝及美托洛尔缓释片控制心室率；10多天前患者反复出现头晕，无黑矇、晕厥、肢体活动障碍等表现，于我院完善动态心电图检查：窦性心律，房性心律，平均心率79次/分，最慢34次/分，最快148次/分，大于2.0秒长间歇有3次，最长RR间期7.295秒，室上性期前收缩1 546次，室上性心动过速1阵，ST段未见异常偏移。

【既往史】

高血压病史20余年，间断服用美托洛尔缓释片控制血压。外院曾诊断"艾迪生病"，自诉中药治疗后好转。家族史、婚育史无特殊。

【查体】

T 36.6℃，P 83次/分，R 20次/分，BP 131/77 mmHg。双肺呼吸音清，未闻及干湿啰音。心率83次/分，心律齐，各瓣膜听诊区未闻及病理性杂音。腹部查体阴性。双下肢轻度水肿。

【辅助检查】

1.血、大小便常规检查无明显异常。

2.肝功能正常，肾功能：肌酐82.3 μmol/L，尿酸453.7 μmol/L。

3.BNP 1 243.50 pg/mL。

4.凝血功能：PT 20.0秒，INR 1.69，凝血酶原活动度47%，纤维蛋白原4.53 g/L，D-二聚体0.64 mg/L。

5.甲状腺功能、糖化血红蛋白、乙肝病毒、丙肝病毒、HIV及梅毒螺旋体检查等无异常。

6.入院查心电图：窦性心律，未见ST-T改变。

7.胸部X线片：慢性支气管炎、肺气肿征象。双肺散在条索灶。心影增大。主动脉粥样硬化。

8.超声心动图：LVEF 54%，左心房轻度增大（LA 36 mm），二尖瓣反流（轻度），三尖瓣反流（中度），主动脉硬化，主动脉瓣钙化，主动脉瓣反流（轻度），心律不齐，左心室收缩功能正常。

【初步诊断】

1.病态窦房结综合征。

2.阵发性房颤，CHA$_2$DS$_2$-VASc评分5分，HAS-BLED评分2分。

3.高血压2级，很高危。

【诊治经过】

入院后患者多次发作心悸不适，完善心电图检查，示心房颤动，心室率为120～140次/分，因患者动态心电图提示大于2.0秒长间歇3次，最长RR间期7.295秒，使用转复心房颤动及控制心室率药物有进一步减慢心率风险，遂先安置临时起搏器。住院期间给予华法林、低分子肝素抗凝，呋塞米利尿减轻心脏负荷，毛花苷C控制心室率等治疗。分析患者的临床特点，患者为高龄女性，患慢快综合征，伴阵发性房颤、心室长间歇，患者有追求高生活质量和保持美观等诉求，与患者及其家属商议后，选择于全麻下经左侧锁骨下静脉行无导线起搏器植入术，术后复查心电图及程控起搏器提示起搏器工作良好，复查胸部正侧位X线片见起搏器位置良好（图17-1、图17-2）。术后第五天出院。

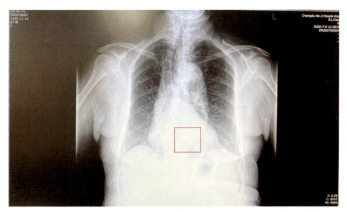

图17-1　无导线起搏器植入术后胸部X线片（正位）

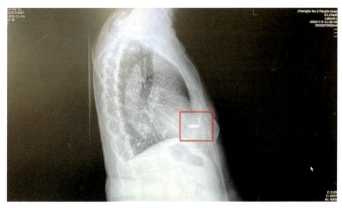

图17-2　无导线起搏器植入术后胸部X线片（侧位）

【最终诊断】

1.病态窦房结综合征。

2.慢快综合征。

3.阵发性房颤。

4.无导线起搏器植入术后。

5.高血压2级，很高危。

【讨论】

起搏器植入疗法已经成为治疗心动过缓有效且成熟的手段，全世界每年有超过1 000万例患者接受心脏起搏器植入手术，但是经静脉起搏器植入术依然存在一些和植入手术、导线、脉冲发生器相关的并发症，例如导线脱位、导线断裂、上腔静脉分支的静脉血栓及阻塞、严重的三尖瓣反流，特别是起搏器植入术后的急性期或慢性期感染，通常需要完整地拔除整个起搏系统，而且，发生导线或囊袋感染的患者，病死率显著高于未发生感染的患者。

由于围手术期或慢性期内的导线、囊袋相关并发症，无导线起搏器的概念被专家及制造厂商提出。1970年Spickler等报道了首例无导线起搏器在犬体内的植入，但是由于电池、芯片、无线通信、递送系统等技术尚未成熟，直到2010年后，设计成熟的无导线起搏器才逐步定型并应用于动物及人体。

全球设计成熟的无导线起搏器有3款，包括美国雅培公司的NanoStim无导线起搏器（已更名为Aveir）、美国美敦力公司的Micra VR无导线起搏器及Micra AV无导线起搏器。这3个起搏器都是植入右心腔内的、具备频率适应的经导管植入型无导线起搏器，比传统起搏器体积缩小90%。Micra VR在2016年4月获得美国食品药品监督管理局（FDA）批准，在2020年6月获得国家市场监督管理总局批准。Aveir由于两次重大召回目前尚未在临床正式使用。

无导线起搏器自正式应用于人体已经过去了近10年，已经有大量临床研究证明无导线起搏器的安全性和有效性。最早且具影响力的临床研究为LEADLESS Ⅱ上市前临床研究，该前瞻性非随机试验研究入组了527例植入Aveir无导线起搏器的患者，其终点为6个月随访期内的安全性和有效性。研究结果表明，植入Aveir无导线起搏器的患者并发症的发生率为6.7%，其中心脏穿孔或心肌损伤的比例为1.3%。然而针对Aveir的LEADLESS观察性研究是一项前瞻性、多中心、非随机试验，该试验报道了Aveir在真实世界中的安全性。由于某些心脏穿孔导致的死亡，植入Aveir无导线起搏器的安全性受到质疑，这源于其传递系统及主动固定技术的缺陷，该研究在植入131例后被暂停。制造商于2016年又因电池提前耗竭发布了医疗器械召回，目前全球已停止植入Aveir无导线起搏器。

针对Micra无导线起搏器的全球大规模临床试验包括3个：Micra VR IDE临床试验、Micra VR上市后注册研究（PAR）、Micra VR CED研究。Micra VR IDE为前瞻性、单组、多中心研究，共入组795例患者，研究终点为安全性和有效性终点。研究结果表明，植入后6个月，无严重不良事件率为96%，98.4%的患者报道了较低且稳定的起搏阈值。严重不良事件包括心脏压塞（1.6%）、腹股沟穿刺部位的事件（0.7%）和起搏阈值升高（0.3%）。Micra PAR研究报道了Micra VR的真实世界的结果，其30天无严重并发症率为97.3%。正如预期，Micra PAR研究中与器械相关的并发症发生率低于Micra VR IDE研究性试验。并发症特别是心肌穿孔的发生率低于Micra VR IDE研究的主要原因来源于多个方面的改进，包括植入位置从心尖改为了间隔，造影剂的使用以及释放前鹅颈弯的确认等。Micra PAR研究目前依然在随访当中，预计随访年限为9年，相信随着随访时间的延长其并发症的发生率更低。Micra VR CED研究是迄今为止样本量较大的上市后注册研究，2020年第41届美国心律学年会由Jonathan P. Piccini教授公布了此研究结果。该研究共纳入了5 746例植入Micra VR的患者，6个月随访的结果表明，与数据库内的传统VVI起搏器相比，Micra VR 的并发症发生率为3.3%，显著低于传统VVI起搏器的9.4%（$P<0.001$），这也进一步验证了无导线起搏器在真实世界的安全性。统计3个临床试验的研究结果，最主要的并发症为心肌穿孔，导致心肌穿孔的高危因素包括体重指数（BMI）、长期激素服用史、慢性阻塞性肺疾病病史等。

虽然Micra在IDE和PAR的试验中证明了其安全性，但是对于平均BMI较低的亚洲人群，尤其是具备高危因素的患者，Micra的安全性特别是Micra心肌穿孔的发生率依然值得关注。Micra VR中国上市前临床试验则给出答案，虽然样本量仅仅为82例，但是依然具备一定的参考意义。Micra VR中国上市前临床试验，共入组82例患者，植入成功率为

98.8%（81/82），并发症发生率为2.4%（2/82），两例并发症为穿刺导致的动静脉瘘和原因未知的发热。随着Micro VR在中国的推广使用，越来越多的中心就其植入技巧、围术期电学参数的变化和安全性、术后并发症的预防、在特殊人群中使用以及3.0 T MRI扫描的安全性都做了有意义的探讨，相信能给术者提供更多有价值的经验并获取中国人群真实世界的安全性和有效性数据。

为了减少并发症，植入者应重点关注以下几点：①心包穿刺/心外科紧急预案的准备。②术者充分的培训及练习。③间隔位置的精准确认。④制造厂商技术支持人员的充分培训。⑤患者适应证和高危因素的评估。

具备房室同步的无导线起搏器Micra AV在2019年获得了FDA的正式批准而用于临床实践，其通过3轴加速度传感器感知心房收缩产生的加速度，从而实现心房同步心室抑制型起搏（VDD）。与传统起搏器不同，它是通过感知心房的机械收缩而不是心房的电活动来实现AV同步。根据MARVEL Ⅱ临床试验的结果，平均89.2%的心房信号能被Micra AV正确跟踪。但是我们必须看到Micra AV在VDD中的局限性：①无法调整AV间期，仅能通过固定的AV间期发放起搏脉冲。②在心房率低的时候能够非常准确地被跟踪；但是当心房率提高时，由于A3和A4信号距离过近，Micra AV无法正确地识别A4信号。③心房收缩幅度微弱的患者（例如心房径大），房室跟踪效果可能不佳。虽然Micra AV跟踪率仅为89.2%，但这仍然是无导线起搏器上巨大的进步。

虽然无导线起搏器已经具备VDD的功能，但是基于心房起搏的房室顺序无导线起搏器依然没有得到完美解决。由于心房的大小和心房壁的解剖与右心室完全不同，因此如何保证无导线起搏器在心房内固定良好的同时还能降低穿孔发生率，是亟须解决的关键问题。2020年，Vatterott等报道了基于心房起搏的无导线起搏器在12只羊模型上的应用。结果表明，Micra AR植入后电学参数稳定，其平均阈值为0.55 V/0.24毫秒。但是Micra AR在植入过程中，依然出现了勾齿导致的穿孔。虽然羊心房的解剖结构与人不同，但是在未来应用中依然要关注其穿孔的发生率。另外，对于双腔无导线起搏器以及房室同步性起搏依然有许多问题亟待解决，因此植入在心房的无导线起搏器且通过近场通信（NFC）、蓝牙（bluetooth）等方式和植入在心室的无导线起搏器实现对话，则成为未来重要方向之一，目前已经有相关的学者在深入研究中。

无导线起搏器终止服务后，通常需要再次植入一个新的无导线或者经静脉起搏器。未来具备自动充电系统的无导线起搏器也将是一个重要研究方向，目前已经有学者计划利用心脏运动、呼吸运动和血流产生能量来设计自充电起搏器。但是由于能量转化效率的原因，目前很难应用到临床实践中并形成产业化。

无导线起搏器目前仅能植入在心室间隔或者心尖部位，还无法做到选择性生理起搏，特别是无法实现传导束起搏。希氏束及左束支起搏已经成为起搏电生理领域最为关注的研究热点，特别是在国内有大量的专家使用经静脉导线进行左束支起搏。正如前所述，目前应用于临床的Micra无导线起搏器仍还是被动电极起搏的模式，Micra在心腔内距离传导束仍有较远的距离，无法起搏希氏束，更无法穿过间隔起搏左束支。要实现起搏传导束的无导线起搏器，需要在多个方面进行改进，例如递送系统的重新设计，头端要具备三维可调弯的形状以便指向间隔和希氏束；头端也应该改为螺旋，以便穿透间隔以达到左束支的区域，但是螺旋的长短，整个无导线起搏器的固定方式、形状、大小可能都需要完全重新设计。

全皮下植入型心律转复除颤器（SICD）也为室性心律失常的治疗提供了新的治疗方案。然而SICD最大的缺点是无法提供心动过缓治疗及抗心动过速起搏（ATP）治疗。目前结合SICD和无导线起搏器的模块化心律管理系统的研究初步结果让人惊喜，会让SICD以专有方式从除颤线圈发出低幅25 kHz信号至外壳，而Empower无导线起搏器能够感知该信号。第1代装置只能实现从SICD到无导线起搏器的单向通信。无导线起搏器的空间方向可能会导致其难以感知该通信信号，不过大多数情况下，装置植入的位置和角度都不妨碍其感知信号。SICD放电前或放电时的ATP与心动过缓起搏一样，将会成为无导线起搏系统的主要优点之一。Empower联合Emblem SICD系统的上市前试验预计将会在未来启动。

无导线CRT系统利用声电转换无导线技术（WiSE-CRT系统），由超声发射器产生超声脉冲，通过心内膜接收电极将超声能量转化为电刺激完成左心室起搏。由植入左心室的接收电极联合超声发射器组成。超声发射器经皮植入左侧胸壁外侧。2020年进行的最大样本的 WICS-L注册研究证实植入WiSE-CRT系统后，94.4%的患者成功实现双心室内膜起搏。术后24小时、1个月、6个月并发症发生率分别为4.4%、18.8% 及6.7%。5.6%的患者术后6个月内死亡。研究证实70%患者治疗后症状改善，应答率与双心室有导线起搏相当，有效改善心力衰竭患者左心室重构，同时很大程度上消除了血栓栓塞性卒中的风险。Funasako等将 Micra TPS装置和WiSE-CRT无线心内膜起搏系统的融合用于治疗心脏功能严重障碍且需要起搏依赖的患者。植入Micra TPS装置和WiSE-CRT系统后，患者心力衰竭症状消失，运动耐力和生活质量都有明显改善；QRS时限和超声心动图显示左心室功能障碍改善。上述研究病例结果向我们证明了无导线右心室和无导线左心室起搏间的高度同步，提示完全无导线双心室起搏是安全有效的。

无导线起搏器的拔除也面临着更大的挑战，无论是Micra还是Aveir尾端虽然都有设计可以回收的部件，可用于急性期内回收。但是随着时间的推移，装置在右心室内会被纤维组织包裹化，每例患者组织包裹化的速度均不同，因此可供取出的时间和成功率也不同。目前有文章报道的最长取出的时间为植入后4年。尽管每个无导线起搏器只占据不足1%的右心室容量，理论上必要时至少可以植入3个装置，但过多装置在右心腔内对心脏的收缩和舒张功能的影响尚未知，因此对于安全拔出技术与装置的研发仍然需要进一步努力。

无导线起搏器在国内正处于起步阶段，还有大量的研究和临床培训工作亟须开展。首先，无导线起搏器在国内的注册登记系统需要由学会和国内同道共同建立，通过注册登记系统可以了解这项新技术在中国患者人群中的安全性和有效性，能够跟踪无导线起搏器急性期和长期的结果；其次，无导线起搏器在国内的应用越来越广泛，特别是植入中心的规模各异，如何在国内标准化这项技术从而让这项技术的安全性得到保证，我们还需要做更多的工作；最后，无导线起搏器在全球上市后应用约10年，国内应用近5年，很多尚未解决的疑问还需要相关临床研究去摸索和验证，例如无导线起搏器对于心功能长期的影响、无导线起搏器植入位置对患者的长期预后的影响、无导线起搏器植入时阈值和长期阈值的关系、无导线起搏器在某类特殊患者中的安全性和有效性等。在新技术应用的初期，让这项技术能够有序安全地开展，是摆在我们面前十分需要解决的问题之一。同时我们也欣喜地看到无导线起搏器在未来的生理性起搏及CRT方面的可行性，希望在国内外同道的不断努力下，让更多的患者能够受益于无导线起搏技术。

◆ 成都市第三人民医院　兰凯

三分支阻滞1例

【要点】

三分支阻滞容易导致房室传导阻滞而引起黑矇、晕厥症状，但在临床中容易漏诊。当遇到晕厥患者时，需全面仔细分析病情，避免漏诊。

【主诉】

反复晕厥1年多，复发4天。

【现病史】

患者男性，83岁。入院前1年多，患者无明显诱因出现黑矇，伴意识丧失，意识丧失持续2~3秒可自行缓解，无跌倒，无抽搐，无流涎，无胸闷、胸痛，无头晕、心悸、乏力，意识恢复后患者出现恶心、呕吐几次。患者未予以重视，未行诊治。入院4天前，患者无明显诱因出现胸闷不适，随后再次出现黑矇，伴意识丧失1~2秒，无抽搐、流涎，持续时间约数分钟，晕倒时家属搀扶，未跌倒，伴头部闷痛、乏力，感恶心、呕吐。无胸痛，无头晕、心悸、乏力，无视物旋转。于成都锦江大观医院行心电图检查：不能确定的心律不齐，怀疑心房、心室肥大。NT-proBNP 1 088 pg/mL。胸部及头部CT检查：①脑缩征象。②双肺肺气肿伴双肺散在少许慢性感染灶。③冠状动脉部分管壁钙化。为求进一步诊治，遂于我院急诊科就诊，后以"头晕待诊"收入我科。

【既往史】

入院前10年，患者行口服葡萄糖耐量试验（OGTT），被诊断为"2型糖尿病"，既往长期使用胰岛素治疗，3年前因血糖低停用胰岛素。目前未服用降糖药物，自诉空腹血糖8.0 mmol/L，餐后血糖9～10 mmol/L。

入院前8年，患者检查发现血压增高，最高血压不详，目前未服用降压药，自诉平时血压130/80 mmHg左右。既往身体素质一般，曾患肺结核、甲型肝炎，自诉已治愈。曾行静脉曲张手术、疝气手术，因"幽门梗阻"行胃大部切除术。有输血史，血型不详。否认药物、食物过敏史。预防接种史不详。否认冠心病病史。

【查体】

T 36.2℃，P 70次/分，R 20次/分，BP 168/89 mmHg，神志清楚，自动体位，查体合作。颈静脉无充盈，肝颈静脉回流征阴性。胸廓对称无畸形，双侧呼吸动度对称，呼吸节律规则，双侧触觉语颤正常，叩诊呈清音，双肺呼吸音清，未闻及明显干湿啰音。心前区无异常隆起，心尖搏动无弥散，各瓣膜区无震颤，心界不大，心率70次/分，心律齐，各瓣膜区未闻及杂音，无心包摩擦音。腹软，无压痛、反跳痛、肌紧张。双下肢无水肿。

【辅助检查】

1.血常规及尿常规无明显异常。

2.肝功能、肾功能、电解质、甲状腺功能正常。

3.动态心电图：窦性心律，间歇可见一度房室传导阻滞，完全性右束支阻滞合并左前分支阻滞；＞2.0秒长间歇有0次，最长RR间期1.726秒，室上性期前收缩235次，2次成对室上性期前收缩，11次三联律。室性期前收缩7次，成对1次，ST段间断下移0.05～0.15 mV。

4.动态血压：最高161/91 mmHg，最低120/58 mmHg，平均137/78 mmHg，24小时血压形态为杓型。

5.心脏彩超：LA 42 mm，左心室间隔12 mm，二尖瓣、主动脉瓣轻度反流，升主动脉增宽35 mm，LVEF 66%。

6.颈部血管彩超：颈动脉硬化，双侧颈动脉斑块形成，左侧椎动脉（椎间段）血流速度增快。

7.头部（脑）MRI平扫：双侧半卵圆中心区少许脑缺血灶。脑萎缩改变。右侧上颌窦黏膜下囊肿。

8.颅脑部时光飞跃法磁共振血管成像（TOF-MRA）：颅内动脉硬化征象。

9.冠状动脉造影：左冠状动脉中度狭窄（前降支近段30%，中段50%），右冠状动脉轻度狭窄（近段30%）。

【初步诊断】

1.晕厥待查。

2.2型糖尿病。

3.高血压2级，很高危。

【诊治经过】

分析患者的临床特点，表现为反复晕厥。结合患者发病时无抽搐、流涎，持续时间约数分钟，晕倒时家属搀扶，未跌倒，无胸痛，无头晕、心悸、乏力，无视物旋转等状况，得知患者因情境性、低血糖、急性失血、颈动脉过敏征、舌咽神经痛所致晕厥的依据不足；患者入行院颈部血管超声未见明显狭窄及头颅MRI未见占位、大面积梗死、出血灶，得知患者脑源性晕厥依据不足；患者入院于2019-04-22行冠状动脉造影：左冠状动脉中度狭窄（前降支近段30%，中段50%），右冠状动脉轻度狭窄（近段30%），且患者入院时做的心脏超声未见明显异常，得知患者器质性心血管疾病性晕厥依据不足。患者行动态心电图检查：可见一度房室传导阻滞，完全性右束支阻滞合并左前分支阻滞；且患者入院时完善的电解质、甲状腺功能等检查未见明显异常；未用影响心脏神经传导的药物，考虑患者三分支阻滞是不可逆改变，结合患者高龄，有反复发作意识丧失症状，心电图提示有三分支阻滞，考虑患者晕厥原因为心律失常性晕厥，有行起搏器治疗指征，于2019-05-05行全自动双腔起搏（DDD）治疗。

【最终诊断】

1.三分支阻滞，一度房室传导阻滞，完全性右束支传导阻滞、左前分支传导阻滞，安装DDD心脏起搏器。

2.冠心病。

3.2型糖尿病。

4.高血压2级，很高危。

5.颈动脉硬化斑块。

【讨论】

晕厥是指一过性全脑血液低灌注导致的短暂意识丧失（TLOC），特点为发生迅速、一过性、自限性并能够完全恢复。强调全脑短暂灌注减低，这就排除了脑局部缺血导致的短暂性脑缺血发作为晕厥的范畴。相关共识依据病理生理特征将晕厥分为：神经介导性晕厥（反射性晕厥）、直立性低血压（OH）性晕厥和心源性晕厥。心源性晕厥又分为心律失常性晕厥和器质性心血管病性晕厥，即心源性晕厥由心律失常或器质性心血管疾病引起，是第2位常见晕厥原因，危险性高，预后较差。

三分支阻滞是心律失常所致心源性晕厥的病因之一，其常见的三种心电图表现有：①右束支、左前分支阻滞伴PR间期延长或间歇性QRS波群脱漏。②右束支、左后分支阻滞伴PR间期延长或间歇性QRS波群脱漏。③交替或间歇性地出现右束支、左前分支、左后分支阻滞。一般而言，心室停搏≥2秒可出现黑矇；心室停搏≥5秒可出现晕厥；心室停搏≥10秒可发生阿–斯综合征。该病例中三分支系统中右束支、左前分支存在完全性阻滞，伴PR间期延长，结合患者晕厥病史，推测患者可能存在≥5秒心室停搏。及时安装心脏起搏器具有重要的临床意义，其中以永久性植入DDD心脏起搏器等最有效。

◆　成都市第三人民医院　刘洋

▶ 病例十九

阿-斯综合征1例

【要点】

阿-斯综合征即Adams-Stokes综合征，又叫心源性脑缺血综合征，是威胁生命的严重心脏急症之一。其发病是心率缓慢或心脏节律的突然变化，使心排血量在短时间内急剧减少，导致短暂的急性脑缺血发作所致，主要表现为晕厥，亦可伴有抽搐、呼吸暂停、发绀等临床表现。

【主诉】

意识障碍反复发作3天。

【现病史】

患者男性，65岁，患者家属诉入院前3天患者午睡时经家人唤醒后旋转翻身，出现意识障碍，表现为张口急促喘气，呼之不应，拍打、掐人中均无反应，呈闭目状，全身发冷，无四肢僵硬、四肢抽搐、口吐白沫、牙关紧闭、舌咬伤、大小便失禁症状。意识障碍持续1～3分钟，醒后全身大汗，感疲乏嗜睡，无头痛、肌肉酸痛、恶心、心慌、胸闷、胸痛，否认发病前心慌、胸闷、胸痛等不适，对发作过程无记忆。于我院急诊科就诊，查头颅CT示双侧基底节区及半卵圆中心区腔隙灶，扫及左侧上颌窦黏膜增厚，hs-cTnT 25.63 pg/mL。血常规、肾功能、电解质、肌酶检查大致正常，心电图提示快室率心房颤动，完全性右束支传导阻滞，予以前列地尔、门冬氨酸钾镁等治疗。患者入院当日凌晨2点半左右在睡眠中再发类似意识障碍1次，持续1～3分钟醒来，自行服用6粒速效救心丸后来我院急诊科就诊，查肌酶大致正常，hs-cTnT 25.76 pg/mL，心电图示快室率心房颤动，完全性右束支传导阻滞。今为求明确诊治收入我科。起病以来，精神一般，食欲欠佳，睡眠可，睡眠时有打鼾，否认睡眠中憋醒现象，大小便基本正常，体重较前无明显变化。

【既往史】

高血压病史8年，收缩压最高180 mmHg，平素服用依那普利10 mg，qd，未监测血压；心房颤动病史4年，规律服用华法林2.5 mg，qd。否认吸烟、饮酒史。家族史、婚育史无特殊。

【查体】

T 36.2℃，P 71次/分，R 19次/分，BP 146/96 mmHg。双肺叩诊呈清音，未闻及干湿啰音。心界临界，各瓣膜区未闻及明显杂音，心律绝对不齐，第一心音强弱不等。腹部查体阴性。双下肢不水肿。

【辅助检查】

1.血常规、肝功能、肾功能、肌酶、电解质、甲状腺功能、糖化血红蛋白检查均正常。

2.尿隐血（+），尿葡萄糖8.3 mmol/L（2+）。

3.尿酸458.5 μmol/L。

4.hs-cTnT 25.76 pg/mL，INR 1.92。

5.CA72~432.09 U/mL（参考值<6.9 U/mL），神经无特异性烯醇化酶（NSE）17.47 ng/mL（参考值<16.3 ng/mL）。

6.心电图：快室率心房颤动。

7.头颅CT：脑干、双基底节及半卵圆孔区多发腔隙性脑梗死、脑缺血灶、脑软化灶；脑萎缩，脑脱髓鞘改变；颅脑部TOF-MRA提示脑动脉硬化。

8.超声心动图：肥厚型心肌病改变（室间隔厚度24 mm），双房增大，二尖瓣反流（轻度），主动脉硬化，主动脉反流（轻度），心律不齐，LVEF 64%。

【初步诊断】

1.意识障碍反复发作待查。

2.高血压3级，很高危。

3.心房颤动。

【诊治经过】

患者于神经内科收治入院，完善相关检查后未提示明确可导致意识障碍的神经系统疾病。其心脏超声提示室间隔非对称性肥厚改变（室间隔厚度24 mm），未提示有流出道梗阻征象，不排除患者意识障碍为肥厚型心肌病导致，建议可行进一步治疗。但入院后第6天患者于院内突发意识丧失、呼之不应，压眶反射无反应，面色发绀，口唇及肢端发绀，双手屈曲状，肢端发凉，小便失禁，双侧瞳孔等大等圆，直径约5 mm，对光反射消失，脉搏未扪及。心电监护示室速波形（115次/分），随即室颤，之后心电监护显示为直线，无自主呼吸，血压测不出，立即予以胸外心脏按压、电除颤、肾上腺静脉推注、气管插管、球囊辅助通气等治疗，后转为窦性心律，转入ICU行进一步支持治疗。8天后患者情况较前改善，考虑患者发生心源性猝死的风险极高，遂于局部麻醉下行ICD植入术。4天后患者术区愈合良好，一般情况可，予以办理出院。

【最终诊断】

1.心源性晕厥，阿-斯综合征，心肺复苏术后。

2.肥厚型心肌病。

3.阵发性心房颤动。

4.高血压3级，很高危。

【讨论】

阿-斯综合征常表现为晕厥，偶伴有抽搐、呼吸暂停、发绀等。晕厥主要是指一过性全脑血液低灌注导致的短暂意识丧失，特点为发生迅速、一过性、自限性并能够完全恢复。发作时可因肌张力降低、不能维持正常体位而出现跌倒。阿-斯综合征的特征性表现为当心排血量骤降时，患者先表现为面色苍白，继而失去知觉，开始抽搐，抽搐的表现很像癫痫发作。因此，我们首先要明白晕厥与癫痫发作的异同。

晕厥常见诱因为疼痛、长时间站立、情绪等；而癫痫发作常见的诱因为闪光等视觉刺激。晕厥的前驱症状常表现为某些自主神经激活症状、先兆性偏头痛、心悸等；而癫痫发作的前驱症状一般具有重复性及特异性，如既视感、腹气上升感、嗅幻觉。晕厥伴有抽搐时一般肢体抖动时间<10秒，无规律，不同步，不对称，而且肢体抖动发生在意识丧失开始之后；癫痫发作时肢体抖动时间为20~100秒，同步且对称，多与意识丧失同时出现。晕厥持续时间一般为10~30秒，极少出现舌咬伤，如有多为舌尖部咬伤；而癫痫发作时间往往持续数分钟，常有单侧舌咬伤。

晕厥除需与癫痫发作相区分外，还需与癔症、短暂性脑缺血发作、颅内或蛛网膜下腔出血、代谢异常（如低血糖）等造成的意识丧失相鉴别。在明确为晕厥发作后，需进一步明确晕厥的病因。目前，依据病理生理特征可将晕厥分为心源性晕厥和非心源性晕厥。心源性晕厥与非心源性晕厥也有一些临床特征可予以初步鉴别。心源性晕厥患者一般年龄偏大，以男性多见，往往存在身体素质降低或精神压力增大等诱因，非心源性晕厥则以年轻群体为主，女性多见，其诱因有脱水、疼痛、医疗操作等。心源性晕厥发作时常无前驱症状，或有短暂的心悸等表现，常常在运动中发生，与体位无关，发作次数相对较少。非心源性晕厥常有恶心、呕吐、发热等前驱症状，一般在运动后发生，常发生在站立位，或从卧位、坐位突然转变为站立位时，发作较频繁，有长期发作的病史且临床特征相似。

当然，明确心源性晕厥需要有明确的客观证据。一般来说，心源性晕厥可分为器质性心血管病性晕厥和心律失常性晕厥。急性心肌缺血、心房黏液瘤、左心房球形血栓、严重的主动脉瓣狭窄、左心室流出道梗阻、肺栓塞或急性主动脉夹层患者出现晕厥，则高度可能为器质性心血管疾病性晕厥。对于心律失常性晕厥，心电图尤其是长时程心电图监测是主要的诊断方法。心电图具有下列征象之一可诊断为心律失常性晕厥：①在清醒的状态下持续窦性心动过缓（心率<40次/分）、反复窦房传导阻滞或者窦性停搏>3秒，并且非体育运动训练所致。②二度Ⅱ型和三度房室传导阻滞。③交替性左、右束支传导阻滞。④室速或快速的阵发性室上性心动过速。⑤非持续性多形性室速合并长或短QT间期。⑥起搏器或ICD故障伴有心脏停搏。

　　对于阿–斯综合征患者，首先必须明确是缓慢性心律失常还是快速性心律失常。对于明确为窦房结疾病、房室传导系统疾病导致的晕厥患者，起搏器治疗是一个确切的治疗方法。对于束支传导阻滞合并不明原因的晕厥患者，如LVEF>35%，则推荐行心内电生理检查；而无法明确的，对于复发风险高且可能出现意外者，需个体化评估风险与获益比，必要时经验性行起搏器治疗。对于快速性心律失常相关的晕厥来说，导管消融是阵发性室上性快速性心律失常的首选治疗方法，药物治疗适用于消融前过渡期、未能进行消融或消融失败者；而对阵发性室速患者，推荐导管消融或药物治疗，对治疗失败或不能实施者，则推荐植入ICD。值得注意的是，本病例中，患者合并肥厚型心肌病，而室速是此类患者心源性猝死的独立危险因素。目前认为，植入ICD是预防肥厚型心肌病患者心源性猝死的唯一可靠的方法。

◆　成都市第三人民医院　赵天军

继发性高血压1例

【要点】

高血压属于临床极其常见的疾病，大部分属于原发性高血压，原因不明，继发性高血压所占比例较低，若能发现原因，对症处理，则预后较好。以下报告1例继发性高血压患者的诊治经过。

【主诉】

血压升高20年，波动1天。

【现病史】

患者于20年前测血压时发现血压升高，血压最高达180/90 mmHg，伴头晕、心慌，无头痛、眼花、耳鸣、眩晕，无阵发性面色苍白或潮红、心悸、出汗，无夜尿增多、血尿、腰痛，无怕热、多食、消瘦、易怒，无周期性肢端麻木、乏力，无水牛背、满月脸、肥胖，无夜间睡眠时呼吸暂停或打鼾。此后血压波动较大，收缩压为120~170 mmHg，舒张压为70~90 mmHg，未服用降压药物。1天前，测血压时发现血压较往常升高，为180/70 mmHg，伴头晕、心慌，无头痛、眼花、耳鸣、眩晕，无阵发性面色苍白或潮红、心悸、出汗，无夜尿增多、血尿、腰痛，无怕热、多食、消瘦、易怒，无周期性肢端麻木、乏力，无水牛背、满月脸、肥胖，无夜间睡眠时呼吸暂停或打鼾。为进一步诊治，门诊以"高血压急症"收治入院。自患病以来，患者精神、食欲、睡眠一般，大小便正常，体重无明显增减。

【既往史】

既往体健，否认肝炎、结核病等传染病病史，否认外伤、手术、输血史，否认药物、食物过敏史，预防接种史不详，否认冠心病、糖尿病病史。

【查体】

发育正常，营养中等，自主体位，推入病房，神志清楚，精神一般，查体合作。皮肤黏膜无黄染，湿度正常，弹性正常，无皮疹形成，未触及皮下结节，未扪及浅表淋巴结肿大。头颅无畸形，无包块形成，无压痛，毛发分布正常，眼睑无浮肿，结膜无充血，巩膜无黄染，耳廓无畸形，外耳道无脓性分泌物，乳突区无压痛，鼻翼无扇动，外鼻无畸形，鼻窦无压痛，唇色正常，无发绀，黏膜无糜烂，牙龈无红肿，扁桃体无肿大，咽部无充血。颈软，气管居中，颈静脉无充盈，肝颈静脉回流征阴性，甲状腺无肿大，未闻及血管杂音。胸廓对称无畸形，双侧呼吸动度对称，呼吸节律规则，双侧触觉语颤正常，叩诊呈清音，双肺呼吸音清，未闻及干湿啰音。心前区无异常隆起，心尖搏动无弥散，各瓣膜区无震颤，心界不大，心率66次/分，心律齐，第一心音有力，$A_2 > P_2$，各瓣膜区未闻及杂音，无心包摩擦音。周围血管征阴性。腹部平坦，腹软，无压痛、反跳痛、肌紧张，肋下肝脾未扪及，肠鸣音正常，4次/分，无血管杂音，肛门及外生殖器未查。脊柱、四肢无畸形，双下肢无水肿。病理征阴性。

【辅助检查】

1.2019-01-30血常规：PLT 83×10^9/L。

2.心脏彩超：左心房增大；左心室肥厚；主动脉硬化；升主动脉增宽；室间隔厚度（IVS）12 mm，左心室后壁厚度（LVPW）11 mm。

3.头部MRI检查：右侧基底节区软化灶；双半卵圆中心区多发腔隙性脑梗死、脑缺血灶；脑萎缩；脑脱髓鞘改变。

4.肾动脉CT血管造影（CTA）：左侧肾动脉起始处钙化斑块伴轻度狭窄；腹主动脉肾动脉以远管腔轻度瘤样扩张。

【初步诊断】

1.高血压危象。

2.高血压3级，很高危，高血压心脏病。

【诊治经过】

予以调脂治疗，使用乐卡地平、缬沙坦、比索洛尔、硝苯地平、厄贝沙坦控制血压，补充氯化钠，病程中患者受凉后出现咳嗽、咳痰，予以头孢西丁抗感染治疗。

【最终诊断】

1.高血压危象。

2.继发性高血压。

【讨论】

继发性高血压又称为症状性高血压，此种高血压存在明显病因，占所有高血压患者的5%左右，其病因为：①肾脏疾病。②内分泌疾病。③血管病变。④颅脑病变。本患者为青年男性，其母亲在20余岁时患高血压可能为其遗传因素，短期内重度血压升高，颅内压增高，并发脑梗死，给予多种降压药联用后降压效果不明显，考虑为继发性高血压可能。肾血管性高血压是单侧或双侧肾动脉主干或分支狭窄引起的高血压，病变性质可为先天性、炎症性和动脉粥样硬化性等。青年人突发高血压，高血压呈恶性，且对药物治疗无反应均应怀疑此病。本病多有舒张压中、重度升高，体检时在上腹部或背部肋脊角处可闻及血管杂音。大剂量快速静脉造影、多普勒超声、放射性核素肾图有助于诊断。

◆ 成都市第三人民医院　徐宝

ECMO辅助紧急介入治疗救治严重三支血管病变非ST段抬高型心肌梗死患者1例

【要点】

冠心病和心力衰竭等心脏疾病可导致心源性休克和心搏骤停。静脉–动脉ECMO是救治心脏危急重症的重要手段。现通过1例经ECMO救治成功的心肌梗死合并心源性休克病例，引出ECMO在心脏危急重症救治中的探索。

【主诉】

胸痛1周，加重1天。

【现病史】

患者女性，73岁，因"胸痛1周，加重1天"于2019-01-14入院。

【既往史】

高血压病史20年，糖尿病病史7年，不嗜烟酒。

【查体】

T 36.0℃，P 110次/分，R 26次/分，BP 78/58 mmHg。神差、气促，面色青灰，肢体末端皮温较低。双肺听诊有较多湿啰音。心率110次/分，心律齐，心音低钝，各瓣膜区未闻及杂音。

【辅助检查】

1.心电图：窦性心动过速，广泛前壁、下壁ST-T段水平下移。

2.cTnT 3 708 ng/mL。

3.BNP 1 189.40 pg/mL。

【初步诊断】

1.急性非ST段抬高型心肌梗死。

2.心源性休克 Killip分级Ⅳ级。

【诊治经过】

入院予药物治疗：阿司匹林和氯吡格雷抗血小板，阿托伐他汀和非诺贝特降脂，肝素抗凝，去甲肾上腺素维持血压，米格列醇和格列美脲降糖。立刻行IABP支持下经皮冠状动脉介入治疗（PCI）。冠状动脉造影结果：①左主干末段狭窄80%，前降支及回旋支变细，血流缓慢，TIMI血流Ⅱ级；前降支中段狭窄60%伴瘤样扩张，回旋支远端狭窄70%。②右冠状动脉严重病变，右冠状动脉近端狭窄60%，中段狭窄90%，远端闭塞（图21-1）。

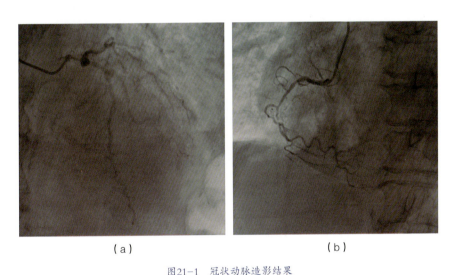

（a）　　　　　　　　　　　（b）

图21-1　冠状动脉造影结果

注：（a）左主干末段狭窄80%；（b）右冠状动脉中段狭窄90%，远端闭塞。

快速造影结束后，患者血压进一步下降，血压低至50/30 mmHg，SpO_2 50%。患者意识模糊，病情危急，结合造影结果，与家属沟通后立刻启动ECMO支持下PCI救治。于右侧股静脉置入ECMO静脉管（21 F），右侧股动脉置入ECMO动脉管（21 F），连接ECMO管路并固定，以静脉-动脉体外膜肺氧合模式（VA ECMO）辅助，转速2 000 r/min，流量2 L/min，氧浓度100%，气流量2 L/min。同步即刻行PCI解除了患者左主干末段严重狭窄并开通了右冠状动脉闭塞处（图21-2）。

术后患者呈昏迷状态，血压93/56 mmHg，SpO$_2$ 90%。术后即刻行超声心动图检查：左心室壁整体活动度弥漫性降低，LVEF 30%。

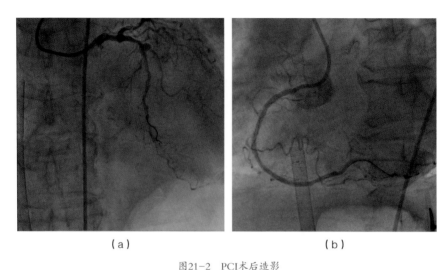

（a）   （b）

图21-2　PCI术后造影

注：（a）左主干末段严重狭窄解除；（b）右冠状动脉远端闭塞处开通。

PCI术后转入ICU治疗，进一步予以有创机械通气同步间歇指令通气（SIMV）模式，呼吸频率（F）14次/分，氧浓度50%，潮气量（VT）360 mL，压力支持通气（PSV）12 cmH$_2$O[①]，呼气末正压（PEEP）6 cmH$_2$O，舒巴坦钠联合美罗培南抗感染。术后第2天血压为138/78 mmHg，SpO$_2$为98%。术后第4天，患者生命体征：血压108/56 mmHg，SpO$_2$ 100%，呼吸17次/分，脉搏79次/分。行ECMO撤机试验，患者循环和氧合无明显变化，ECMO撤机成功（共使用ECMO 100小时）。患者自主意识逐渐恢复。在使用ECMO后，患者右下肢皮温低于左侧，右侧足背动脉搏动未扪及，右侧足趾、脚底部和足后跟发绀，动脉CTA提示右侧髂总动脉及髂外动脉夹层。遂于PCI后第9天在血管外科行右下肢动脉支架植入术。术后患者双下肢皮肤温暖，右下肢发绀减轻。

---

①　1 cmH$_2$O≈0.1 kPa。

术后第6天，患者生命体征：血压 140/68 mmHg，SpO₂ 100%，呼吸15次/分，脉搏 102次/分。拔除IABP后患者生命体征平稳，IABP撤机成功（使用IABP 140小时）。术后动态复查超声心动图：第4天LVEF 28%，第9天LVEF 53%，第15天LVEF 54%，患者心功能恢复良好。患者住院期间cTnT和BNP变化如图21-3。

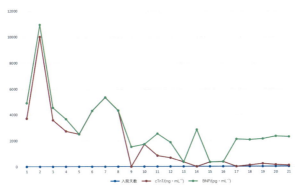

图21-3 患者住院期间cTnT和BNP变化

【最终诊断】

1.急性非ST段抬高型心肌梗死。

2.心源性休克Killip分级Ⅳ级。

3.急性心力衰竭。

4.冠心病，三支血管病变。

5.重症感染。

【讨论】

1.ECMO的工作原理

ECMO的工作原理是将静脉血通过窦道和管道引流到身体另一血管中。血液在体外气体交换装置流动过程中被氧合、脱羧和保温。ECMO有两种工作模式，即静脉-静脉体外膜肺氧合（Venous-Venous ECMO，VV ECMO）和VA ECMO。VV ECMO模式的运作过程是将血液从右心房引流，最后回到右心房，这样只能提供呼吸支持，要求患者具有稳定的血流动力学。VV ECMO的模式通常用于严重呼吸窘迫的患者，在此不赘述。VA ECMO的运作模式是将血液从右心房引流，最后回到动脉系统，这样可同时提供呼吸和血流动力学支持（图21-4）。VA ECMO人为地制造了大量动静脉分流，血流量为7 L/min。静脉分流可降低心脏前负荷，而回流的动脉血可增加心排血量。

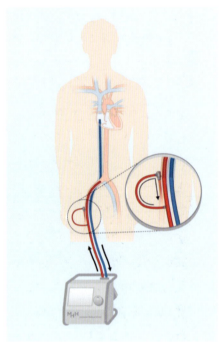

图21-4　VA ECMO模式工作示意图

注：静脉血液（蓝色部分）从右心房引流到ECMO机器中，在机器中进行氧合、脱羧、保温，产生的动脉血通过髂动脉回到主动脉。

同时需注意的是，虽然VA ECMO可减轻心脏前负荷，但也增加了左心室后负荷，加上VA ECMO使用期间主动脉瓣处于关闭或开放不全状态，左心室呈胀满状态。心室充盈压的增加和心室壁压力的增高，增加了肺淤血和冠状动脉灌注不足的风险。因此在VA ECMO的使用中，可根据实际情况进行左心室减压，例如房间隔造口、使用介入式人工心脏（Impella）等。

2.VA ECMO治疗心脏疾病的适应证、禁忌证

VA ECMO治疗心脏疾病的适应证包括在足够容量支持、大剂量正性肌力药物以及IABP支持下，仍然发生可逆的低心排血量［心指数<2 L/（min·m²）］和低血压（收缩压<90 mmHg）。2018年《成人体外膜氧合循环辅助专家共识》建议患者处于难以纠正的心源性休克状态，且无ECMO辅助禁忌证时，尽早行ECMO辅助；其他重要的心血管适应证包括发生院内心搏骤停（IHCA）患者，常规心肺复苏抢救持续10分钟仍未能恢复有效自主循环，且无ECMO辅助禁忌证时，可立刻启动ECMO抢救流程。VA ECMO治疗心脏疾病的具体适应证和禁忌证见表21-1。

表21-1　VA ECMO治疗心脏疾病的适应证和禁忌证

适应证	禁忌证	
	绝对禁忌证	相对禁忌证
任何原因引起的心源性休克或严重心脏衰竭	—	凝血功能障碍 左心室血栓 高龄（年龄>75岁） 严重肝功能异常
急性心肌梗死	伦理问题和患方意愿	
难治性心律失常	无桥接治疗策略	
脓毒血症所致的心肌抑顿	严重脑部损伤	
药物过量/毒性所致的心肌抑顿	未经治疗的主动脉夹层	
心肌炎	重度主动脉反流	
肺栓塞	依从性不佳（经济问题、认知障碍和精神疾病等）	
心脏创伤	对于经外周血管的VA ECMO，外周血管病是禁忌证	
急性过敏	—	
瓣膜疾病	—	
心脏外科术后	—	
慢性心肌病：心室辅助装置过渡治疗	—	
心脏移植手术过渡期	—	
高危经皮心脏介入治疗围术期支持	—	—

3.VA ECMO在心脏重症救治中的生存率

麻生（Aso）等通过日本全国性注册研究，回顾了4 658例心源性休克患者，休克的主要病因包括：缺血性心脏病42.2%，心力衰竭34.8%，瓣膜性心脏病13.7%。经过ECMO治疗后，64.4%的患者能撤机，这部分患者院内生存率为62.1%，总体缺血性心脏病患者的院内生存率为20.9%，心力衰竭患者院内生存率为32.2%，瓣膜性心脏病患者院内生存率为23%。Muller等回顾法国两个ICU2008—2013年的数据，纳入138例接受ECMO治疗的急性心肌梗死患者，ICU内生存率为47%。侯剑峰等回顾分析2006年2月至2017年3月中国医学科学院阜外医院60例因心外科术后心源性休克而接受ECMO与IABP联合辅助循环的患者，48.3%的患者顺利撤机，所有患者的出院率为43.3%，多因素回归分析显示联合使用ECMO与IABP是出院的独立预测因子。国内外大量数据说明，在心源性休克患者中使用VA ECMO辅助治疗可有效提高生存率。这是因为VA ECMO能快速地启用和重建循环。值得注意的是，VA ECMO的最佳适应证是那些不以"心脏康复"为最终目标的严重的循环衰竭，例如等待心脏移植或左心辅助装置的患者；而急性心肌梗死或暴发性心肌炎这样的疾病，心脏后负荷太大，会造成心脏功能不可逆的损伤，所以VA ECMO的远期治疗效果有限。

Chen等开展的前瞻性研究，纳入59例IHCA患者，其中49.2%表现为室速/室颤，28.8%表现为无脉性电活动，22%表现为心搏骤停，平均启动ECMO的时间为52.8分钟，经治疗后脱机率为49.2%，院内生存率为28.8%；启动ECMO时间是死亡预测因子。Chung等开展的前瞻性研究纳入IHCA患者134例，最终50.7%的患者能撤机，30天生存率为54.5%；不适宜的撤机时机是死亡的预测因子。Le Guen等前瞻性纳入了51例院外心搏骤停（OHCA）患者，其中63%表现为室颤，29%表现为心搏骤停，8%表现为无脉性电活动，所有患者的中位启动ECMO时间为120分钟，最终48小时生存率为12%；基础乳酸水平和启动ECMO时间是死亡预测因子。心搏骤停造成人体损害的病理生理学机制与心源性休克一样，可推测心搏骤停经VA ECMO的抢救效果是显著的。许多研究均发现，即使使用ECMO，心搏骤停患者生存率仍不高，而OHCA患者相比IHCA患者，预后普遍更差。这可能是因为心搏骤停发生时泵功能停止，器官紧急缺血缺氧，而心源性休克发生时泵功能减低，人体尚有一定代偿功能，因此相同发病时间的心源性休克预后优于心搏骤停。另外心搏骤停患者启动ECMO的中位时间一般大于50分钟，而OHCA患者则需更长时间，这也极大地影响了患者预后。

◆ 成都市第三人民医院　何佳玲

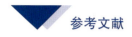 **参考文献**

[1] Napp L C, Kuhn C, Bauersachs J. ECMO in cardiac arrest and cardiogenic shock[J]. Herz, 2017, 42（1）:27-44.

[2] 杨峰，王粮山.成人体外膜氧合循环辅助专家共识[J].中华重症医学电子杂志（网络版），2018，4（2）:114-122.

[3] Aso S, Matsui H, Fushimi K, et al. In-hospital mortality and successful weaning from venoarterial extracorporeal membrane oxygenation:analysis of 5，263 patients using a national inpatient database in Japan[J]. Crit Care, 2016, 20:80.

[4] Muller G, Flecher E, Lebreton G, et al. The ENCOURAGE mortality risk score and analysis of long-term outcomes after VA-ECMO for acute myocardial infarction with cardiogenic shock[J]. Intensive Care Med, 2016, 42（3）:370-378.

[5] 侯剑峰，陈凯，唐汉韡，等.体外膜肺氧合与主动脉球囊反搏联合辅助救治心血管外科术后心源性休克:阜外医院单中心十一年经验总结[J].中国循环杂志，2019，34（1）:66-71.

[6] Chen Y S, Lin J W, Yu H Y, et al. Cardiopulmonary resuscitation with assisted extracorporeal life-support versus conventional cardiopulmonary resuscitation in adults with in-hospital cardiac arrest:an observational study and propensity analysis[J]. Lancet, 2008, 372（9638）:554-561.

[7] Chung S Y, Sheu J J, Lin Y J, et al. Outcome of patients with profound cardiogenic shock after cardiopulmonary resuscitation and prompt extracorporeal membrane oxygenation support. A single-center observational study[J]. Circ J, 2012, 76（6）:1385-1392.

[8] Le Guen M, Nicolas-Robin A, Carreira S, et al. Extracorporeal life support following out-of-hospital refractory cardiac arrest[J]. Crit Care, 2011, 15（1）:R29.

急性胰腺炎合并心肌梗死1例

【要点】

急性心肌梗死属于临床危急重症，若不及时处理，患者随时有猝死风险，合并急性胰腺炎时，容易漏诊。现报告1例急性胰腺炎合并心肌梗死患者，后因及时发现、救治，患者平稳出院。

【主诉】

上腹部隐痛18天，心悸伴突发意识丧失1天。

【现病史】

患者男性，58岁，入院前18天，出现上腹部隐痛，至彭州市人民医院就诊，考虑"急性胰腺炎"，经治疗后好转出院.入院11小时前，进食早餐后出现恶心、呕吐胃内容物，随后出现意识丧失、大汗，数分钟后（家属代诉，持续时间叙述不清）意识恢复，醒后自觉心悸明显，伴有胸闷，于10：00左右拨打"120"，于11：10到彭州市人民医院就诊，完善心电图（11：12）：心房颤动，Ⅰ、aVL、$V_1 \sim V_6$导联ST段下移0.3～0.4 mV，Ⅱ、Ⅲ、aVF 导联T波倒置。心肌酶（11：53）提示肌钙蛋白升高，淀粉酶151 U/L。腹部CT（12：03）提示急性胰腺炎。综合检查结果，考虑诊断为"急性非ST段抬高型心肌梗死、急性胰腺炎"，建议前往上级医院治疗。于12：08离开彭州市人民医院；12：58转入我院急诊科，完善心电图（13：00）：心房纤颤，$V_2 \sim V_6$导联ST-T段下移0.05～0.3 mV，Ⅱ、Ⅲ、aVF、$V_4 \sim V_6$导联T波改变。急查肌钙蛋白升高（13：31）。心肌酶示：CK-MB 11.5 ng/mL，MYO＞500 ng/mL，cTnI 1.65 ng/mL。考虑"急性非ST段抬高型心肌梗死、急性胰腺炎"（13：

32），给予氯吡格雷、阿司匹林肠溶片负荷剂量、阿托伐他汀治疗（13：34），收入CCU病房。

【既往史】

3年前患者多次测得血压增高，最高收缩压为158 mmHg，就诊于当地医院，被诊断为"高血压2级，很高危"，予以吲达帕胺控制血压，未监测血压，血压控制不详。2年前患者住院期间发现血糖增高，完善相关检查诊断为"2型糖尿病"，予以口服药物降糖（具体不详），平素未监测血糖。

【查体】

神志清楚，精神一般，查体合作。胸廓对称无畸形，双侧呼吸动度对称，呼吸节律规则，双侧触觉语颤正常，叩诊呈过清音，双肺呼吸音粗，可闻及少许湿啰音。心前区无异常隆起，心尖搏动无弥散，各瓣膜区无震颤，心界无扩大，心率81次/分，心律不齐，心音强弱不等，各瓣膜区未闻及杂音，无心包摩擦音。周围血管征阴性。腹部膨隆，腹软，中上腹及右侧腹部压痛，无反跳痛、肌紧张，肋下肝脾未扪及，肠鸣音4～5次/分，无血管杂音，肛门及外生殖器未查。脊柱侧弯畸形，四肢无畸形，双下肢无水肿。病理征阴性。

【辅助检查】

1.心肌标志物：CK-MB 11.5 ng/mL，MYO＞500 ng/mL，cTnI 1.65 ng/mL。

2.淀粉酶118 U/L，脂肪酶399.7 U/L。

3.hs-cTnT 2 346 pg/mL。

4.凝血功能：PT 17.00秒，INR 1.39，凝血酶原活动度63.0%，部分活化凝血酶时间47.4秒，D-二聚体1.56 mg/L，纤维蛋白原降解产物7.16 mg/L，抗凝血酶Ⅲ58.20%。

5.BNP 941.10 pg/mL。

6.床旁胸部X线片：右肺中下叶炎变，右侧胸腔积液可能。

7.心脏彩超：LA 44 mm，LVEDD 48 mm，LVEF 62%，左心房增大，左心室肥厚，二尖瓣反流（轻度），主动脉硬化，主动脉反流（轻度），心律不齐，左心室收缩功能正常。

【初步诊断】

1.急性非ST段抬高型心肌梗死，Killip分级Ⅱ级。

2.急性胰腺炎，胆囊结石伴胆囊炎。

3.双肺肺炎，慢性支气管炎。

4.高血压2级，很高危。

5.2型糖尿病。

6.多发腔隙性脑梗死。

【诊治经过】

入院后给予阿司匹林、氯吡格雷抗血小板聚集，阿托伐他汀稳定斑块，依诺肝素钠抗凝，呋塞米利尿，头孢哌酮钠他唑巴坦钠抗感染，苯溴马隆片促进尿酸排泄，瑞巴派特保护胃黏膜，比索洛尔控制心率，氯化钾补钾，泮托拉唑、雷贝拉唑抑酸，多潘立酮片促进胃动力等治疗，治疗后复查hs-cTnT 131.30 pg/mL，BNP 667.70 pg/mL。淀粉酶、脂肪酶正常。

【最终诊断】

1.急性非ST段抬高型心肌梗死，Killip 分级Ⅲ级。

2.急性胰腺炎，胆囊结石伴胆囊炎。

3.肺炎右侧胸腔积液。

4.高血压2级，很高危。

5.2型糖尿病。

6.慢性胃炎，反流性食管炎。

7.腔隙性脑梗死。

8.高尿酸血症。

9.持续性房颤。

10.前列腺增生。

11.颈动脉硬化。

12.低钾血症。

【讨论】

急性胰腺炎合并急性心肌梗死的病例较为罕见，急性胰腺炎合并心肌梗死发生率为0.5%～2%。除此之外，急性胰腺炎合并其他循环系统疾病有50%以上会产生心电图各种变化，严重时可致心力衰竭、心律失常、休克等。此外，心肌梗死可致多器官损害，如肝、肾、脑、肺等，使病情复杂多变、凶险。这就提示我们：入院时常规做心电图检查，既可揭示患者心血管方面的各种表现，又可及早发现急性心肌梗死，以提高抢救成功率，还可将急性胰腺炎的一般心血管方面表现和其合并急性心肌梗死作鉴别。凡伴有腹痛多器官损害、梗死范围广泛，并发症多的急性心肌梗死，要查血、尿淀粉酶，以排除急性胰腺炎这一诱因。

◆ 成都市第三人民医院　徐宝

心脏破裂1例

【要点】

心脏破裂属于临床危重症，患者一旦发生，死亡率极高。现报告1例心脏破裂患者，经及时抢救，成功挽回生命。

【主诉】

胸闷、胸痛2天。

【现病史】

患者男性，56岁，2天前无明显诱因出现胸闷、胸痛，隐痛，持续数分钟（具体不详），伴左臂放射痛，多为夜间痛，伴喘憋、乏力，未就诊。今来我院急诊科就诊，行心电图检查：$V_1 \sim V_6$导联明显上斜型抬高，呈墓碑样改变，Ⅱ、Ⅲ、aVF导联ST段抬高，急诊科予以阿司匹林、阿托伐他汀、氯吡格雷口服。入科前2小时患者于急诊科自诉头晕、乏力，伴恶心、呕吐，伴剑突下痛，测血压为60/40 mmHg、心率150次/分，伴大汗淋漓、大便失禁，腹部出现花斑，急诊科行心脏彩超检查：可见大量心包积液，考虑心包压塞，急诊科及心内科医生立即予以心包穿刺置管引流，引出约60 mL血性液，同时予以去甲肾上腺素升压对症治疗，现为求进一步诊治收入我科。患者自起病以来，精神、食欲、睡眠不佳，小便正常，体重未见明显减轻。

【既往史】

否认高血压、糖尿病、冠心病病史（未检查过），否认肝炎、结核病等传染病病史，否认外伤、手术史，否认输血史，否认药物、食物过敏史，预防接种史不详，其余各系统回顾无特殊。

【查体】

T 36.2℃，P 120次/分，R 21次/分，BP 150/70 mmHg（去甲肾上腺素泵入），SpO_2 95%。患者发育正常，体形肥胖，神清，精神差，问答合理，查体合作。全身皮肤黏膜无黄染，头颅及五官无畸形。睑结膜无苍白，双眼巩膜无黄染，结膜下无充血，双侧瞳孔等大等圆，直径约3 mm，对光反射灵敏。外耳道无分泌物。鼻无畸形，双侧鼻腔通畅，鼻中隔无偏曲。口唇无发绀，口腔黏膜无出血、溃疡。颈软，颈静脉无怒张，肝颈静脉回流征阴性，气管居中。甲状腺未扪及肿大。胸廓对称，无畸形，双侧呼吸动度一致，节律规则，双肺叩诊呈清音，双肺呼吸音粗，可闻及湿啰音，无胸膜摩擦音。心包引流通畅，引出血性液，心音低，心前区无隆起及凹陷，叩诊心相对浊音界临界，心律齐，各瓣膜听诊区未闻及杂音。腹部膨隆，腹壁未见静脉曲张，全腹软，无压痛、反跳痛及肌紧张。移动性浊音阴性，肠鸣音低，1~2次/分，无高调肠鸣音及气过水声。四肢肌力及肌张力无异常，双下肢无水肿。病理征阴性。四肢末梢循环差，肢端及腹部皮肤花斑，皮温低，四肢动脉搏动减弱。

【辅助检查】

1.（2020-04-04）心电图：$V_1 \sim V_6$导联明显上斜型抬高，呈墓碑样改变，Ⅱ、Ⅲ、aVF导联ST段抬高。

2.血常规：WBC 16.22×10^9/L，Hb 166 g/L，PLT 243×10^9/L，Neu% 70.5%。

3.凝血功能：APTT 34.3秒，PT 13.3秒。

4.心肌标志物：CK-MB＞80 ng/mL，MYO 174 ng/mL，cTnI 24.2 ng/mL。

5.床旁心脏彩超：左心收缩功能明显降低，心尖部、心肌中段、室间隔搏幅明显减弱，心尖膨出，可见心包积液，肺动脉主干未见血栓。

【初步诊断】

1.急性心肌梗死（广泛前壁、下壁），Killip分级Ⅳ级。

2.急性心包压塞。

3.肺部感染。

【诊治经过】

入科后行心内科护理常规，一级护理，病危，持续心电监测，持续氧气吸入，阿司匹林、氯吡格雷抗血小板，阿托伐他汀、瑞舒伐他汀降脂、稳定斑块，沙库巴曲缬沙坦、异山梨酯改善心功能，泮托拉唑抑酸，聚乙醇4000通便，厄贝沙坦控制血压，头孢噻肟抗感染，右美沙芬止咳，华法林抗凝及对症支持治疗。

【最终诊断】

1.急性冠脉综合征，急性广泛前壁、下壁心肌梗死，Killip分级Ⅳ级，PCI术后。

2.心脏破裂，急性心包压塞，心包穿刺置管引流术后。

3.左心室室壁瘤，左心室附壁血栓。

4.高血压2级，很高危。

5.慢性胃炎。

6.肺部感染。

7.高胆固醇血症。

【讨论】

心脏破裂来势凶猛，进展迅速，是急性心肌梗死的重要并发症，可见于坠落伤、车祸伤等，也可见于医源性损伤。心脏破裂抢救要"准、快、稳"，就本例患者的抢救有如下几点体会：

（1）早期诊断要"准"。该患者急性心肌梗死诊断明确，病程中突发血压下降，当时即考虑急性心肌梗死，立即预约急诊心脏彩超检查，确诊为心包积液、心脏破裂。

（2）去除病因要"快"。早期迅速准确的诊断是先决条件，诊断一经确立，迅速去除病因就显得尤为重要，这才是解决病情的根本。及时去除心包压塞，缝合破裂的心脏是抢救患者生命的关键。抢救的原则就是一切从简、从速。开放静脉后迅速麻醉诱导，快速进胸解除压迫和止血。要缩短术前准备的时间，各种术前的治疗措施如抗休克治疗、心包穿刺等都不应成为手术的"绊脚石"。对于心包压塞是否术前行心包穿刺有不同意见，心包穿刺虽然可暂时缓解心包压塞，但不能从根本上解决问题，尤其对心脏破裂有活动性出血的患者，反而会引起更多的出血，还会因此而耽误手术时机。

（3）麻醉过程要"稳"。由于此类患者在入手术室时已处于休克状态，因此应注意：①麻醉诱导尽量选用对循环系统影响小的药物，必要时根据病情可不用任何药物行紧急气管插管。在解除心包压塞和心脏修补完成前，因循环系统不稳定，麻醉宜维持于较浅水平，病情稳定后可适当加深麻醉。除遵循这一参考原则外，及时补充血容量，术中根据病情适当运用血管活性药物也是必要的，麻醉维持用药量也较正常剂量减少1/3～1/2。②此类患者多伴有其他部位损伤，在不确定是否存在颈椎损伤的情况下，气管插管时需注意保护颈椎，以免加重损伤。在进胸前，通气应以小潮气量、高频率为主，防止加重可能存在的气胸，有胸腔闭式引流者，应保持引流通畅。③努力维持循环系统功能稳定。心脏破裂主要表现为有效循环血容量的不足。在心包压塞解除前维持有效循环应以使用血管活性药为主而不是补充血容量，因为后者可加重心脏负荷和心包压塞。也有观点认为应以全速补充血容量为主。笔者认为应根据患者具体情况具体对待，对术前已有大量失血的患者，则不限制输液；对低血压是由心脏受压引起的，且并无大量失血的患者，则适量补液，在打开心包后加快输液。必要时应用适量血管活性药提升血压、增加组织灌注。

◆ 成都市第三人民医院　徐宝

中年女性自发性冠状动脉夹层1例

【要点】

自发性冠状动脉夹层（SCAD）是一种罕见的引起急性心肌梗死的原因，主要发生在没有心血管危险因素的年轻女性中，情绪或生理应激和激素失衡与SCAD的发生有关，但其确切机制尚不清楚，早期鉴别诊断对治疗意义重大。

【主诉】

胸痛4小时。

【现病史】

患者女性，42岁，4小时前在无明显诱因下出现胸痛，疼痛位于胸骨后，呈持续性，伴有胸闷，无恶心、呕吐，无咳嗽、咳痰，无畏寒、发热等，随即拨打"120"到我院行急诊冠状动脉造影。

【既往史】

体健。无吸烟及饮酒史。家族史、婚育史无特殊。

【查体】

T 36.5℃，P 88次/分，R 20次/分，BP 122/74 mmHg，神清。双肺呼吸音清，双下肺可闻及少许湿啰音。心率88次/分，心律齐，未闻及心脏杂音。双下肢无水肿。

【辅助检查】

1.血常规及尿常规无明显异常。

2.肝、肾功能正常。

3.心肌标志物：MYO 220.30 ng/mL，CK-MB 45.66 ng/mL，hs-cTnT 1 254 pg/mL。

4.血脂：血清总胆固醇（TC）5.39 mmol/L，血清甘油三酯（TG）1.11 mmol/L，低密度脂蛋白胆固醇（LDL-C）2.78 mmol/L。

5.抗核杭体（ANA）、抗可提取性核抗原（抗ENA）、抗中性粒细胞胞质抗体（ANCA）、抗心磷脂抗体（ACL）、抗磷脂抗体、抗肾小球基膜（GBM）抗体阴性。

6.肿瘤指标阴性。

7.心电图：$V_1 \sim V_3$导联ST段抬高伴有T波高尖（图24-1）。

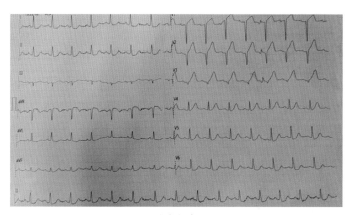

图24-1 胸痛发作时心电图

8.冠状动脉造影提示前降支夹层（图24-2）。

9.冠状动脉血管内超声（IVUS）：SCAD（图24-3）。

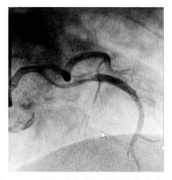

图24-2 冠状动脉造影提示前降支夹层

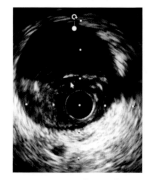

图24-3 冠状动脉血管内超声提示SCAD

【初步诊断】

SCAD。

【诊治经过】

冠状动脉血管内超声显示左心室心尖部收缩能力受损，进行药物保守治疗，包括采用阿司匹林、尼可地尔、依那普利、阿托伐他汀和美托洛尔等治疗后好转出院。

【最终诊断】

SCAD。

【讨论】

SCAD是引起中青年急性心肌梗死和心源性猝死的重要原因之一。美国心脏病学会将其定义为与动脉粥样硬化和创伤无关的非医源性的心外膜冠状动脉夹层。尽管SCAD的真实患病率仍不确定，但据报道，它占所有急性冠脉综合征的0.1%~4.0%。此外，大约90%的SCAD患者是没有明显心血管疾病危险因素的女性。

SCAD的潜在病因和易感条件被认为是多因素的。以往的研究表明，纤维肌肉发育不良是SCAD患者最常见的潜在疾病。此外，结缔组织紊乱、血管炎和全身性炎症性疾病也可能是SCAD的基础疾病。这些潜在的动脉病变可能会削弱血管壁，包括冠状动脉，并可能与随后的自发性夹层有关。除了这些潜在的疾病，SCAD的其他诱发因素还包括情绪、压力、过度消耗体力、不合理使用药物、妊娠期间激素失衡、产后状态和激素治疗。SCAD分为4型。1型：冠状动脉造影示动脉管腔内线性、螺旋状或局限性的透亮区而无论有无造影剂滞留或排空延迟。2型：冠状动脉造影示动脉管腔呈弥漫（通常20~30 mm）且光滑的狭窄，狭窄严重程度不定。3型：冠状动脉造影示局限或管状的狭窄，类似动脉粥样硬化表现，需腔内影像学证实壁内血肿或假腔的存在。4型：冠状动脉造影示冠状动脉完全闭塞，通常发生于血管远端，需血管再通后协助诊断并除外血栓栓塞。SCAD是通过血管造影诊断的。怀疑SCAD是急性心肌梗死病因的患者应接受冠状动脉造影，必要时可行冠状动脉血管内超声以确认诊断，并确定值得考虑早期血运重建的高危解剖学特征。SCAD的早期识别至关重要，因为SCAD的治疗与动脉粥样硬化性急性心肌梗死的治疗有重要区别。

SCAD治疗主要包括急性期管理和慢性期管理。由于SCAD所致急性冠状动脉综合征血管阻塞机制、对球囊扩张的急性反应以及病变自身发展过程与冠状动脉粥样硬化所致急性冠状动脉综合征有明显差别，故其急性期管理也不同。被较广泛接受的观点是对于血流动力学稳定且病变低危的患者推荐保守治疗。研究显示，大多数SCAD病变在进行造影随访时可自行愈合。如患者存在持续缺血、左主干病变或血流动力学不稳定，则建议个性化选择血运重建治疗方案。在SCAD的药物治疗方面，目前仍缺少循证医学的证据，尤其在是否需要双联抗血小板药物治疗和抗血小板治疗时程上。目前较为认可的观点是如患者进行血运重建治疗，则术后需接受标准的抗血小板治疗（首选阿司匹林加氯吡格雷）12个月或更长时间。SCAD急性期禁用溶栓药物。SCAD患者的病理生理过程是否与胆固醇以及他汀类药物的使用相关仍不清楚。因此他汀类药物仅用于其他独立于SCAD的常规适应证，如合并高胆固醇血症。对于左心室收缩功能受损的患者推荐使用ACEI/ARB、醛固酮受体拮抗剂、β受体阻滞剂和扩血管药物治疗等，但对于左心室收缩功能无明显受损的SCAD患者，上述药物的使用争议很大。高血压增加SCAD复发风险，而β受体阻滞剂治疗可减少这种风险。扩血管药物经验性用于缓解急性期胸痛或胸痛复发。妊娠相关SCAD患者管理要求来自心内科和产科的多学科团队合作，诊疗过程中需同时考虑母体及胎儿的安全。

◆ 成都市第三人民医院　张杨春

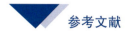 参考文献

[1] Hitomi Y, Numasawa Y, Yamanaka S, et al. A case of vascular Behçet's disease complicated with acute myocardial infarction due to spontaneous coronary artery dissection[J].J Cardiol Cases.2020，22（4）：152−155.

[2] Kim E S H. Spontaneous Coronary−Artery Dissection[J].N Engl J Med，2020，383（24）：2358−2370.

预防性VA ECMO支持下经导管主动脉瓣植入术1例

【要点】

经导管主动脉瓣植入术（TAVI）是治疗重度主动脉瓣狭窄的有效方法，当遇到诸如低射血分数的极高危患者，可能需要VA ECMO的辅助治疗。现通过介绍1例成功在预防性VA ECMO应用下进行TAVI的高危、低射血分数患者，进一步讨论当前国内外VA ECMO在TAVI的应用情况以及存在的问题。

【主诉】

进行性胸闷、气促10年，加重1周。

【现病史】

患者男性，80岁，因"进行性胸闷、气促10年，加重1周"于2021-04-02入院。

【既往史】

2型糖尿病。

【查体】

P 110次/分，R 30次/分，BP 92/64 mmHg，神清，精神差。高枕卧位，双肺呼吸运动快，呼吸急促，双肺可闻及大量湿啰音。心律不齐，第一心音强弱不等，心率122次/分，主动脉瓣听诊区可闻及4/6级收缩期喷射样杂音，向颈部传导，二尖瓣听诊区可闻及3/6级收缩期吹风样杂音。

【辅助检查】

1.心脏超声：二叶式主动脉瓣，主动脉瓣重度狭窄（主动脉瓣峰流速4.1 m/s，平均跨瓣压差58 mmHg），LVEF 19%，LV 76 mm，LA 51 mm（图25-1）。

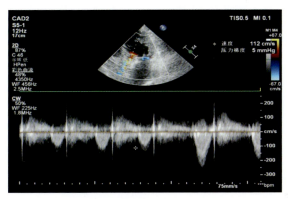

图25-1 患者术前心脏超声频谱

2.动态心电图：室性期前收缩总数32 596次，非持续性室速2 455阵。

3.BNP>5 000 pg/mL。

4.美国胸外科医师协会（STS）评分32%。

【初步诊断】

1.膜性心脏病，重度主动脉瓣狭窄。

2.慢性心功能不全急性加重，NYHA心功能Ⅳ级。

3.持续性房颤，CHA_2DS_2-VASc 评分5分，HAS-BLED 评分2分。

4.非持续性室速。

5.慢性阻塞性肺疾病。

6.Ⅱ型呼吸衰竭。

7.2型糖尿病。

【诊治经过】

患者入院后予以无创呼吸机辅助通气，呋塞米、氯化钾、低分子肝素、胺碘酮、去甲肾上腺素等治疗，患者症状不缓解。经过心脏团队讨论后，于入院后第五天行预防性VA ECMO支持下的TAVI。超声引导下行右侧股动静脉ECMO置管，选择17 F股动脉插管、21 F涂层股动脉插管，静脉注射肝素，置管成功后顺利转机，开机流量

2.4 ~ 2.8 L /min，转速2 800 r/min。TAVI操作：于右侧颈内静脉植入
6 F血管鞘及中心静脉置管，右侧桡动脉穿刺置入5 F血管鞘并置入猪尾
导管，左侧动脉穿刺置入5 F血管鞘进行血流动力学监测，左侧股动脉
植入血管鞘套件，建立血管通路，并预埋血管缝合器。沿左侧血管通
路送入导丝，跨越主动脉瓣口，交换导管至左心室内，交换超硬导丝
后植入瓣膜球囊扩张导管，快速起搏180次/分，行狭窄主动脉瓣球囊扩
张。沿导丝植入瓣膜系统，快速起搏140次/分，释放瓣膜。再次行主动
脉根部造影，瓣膜形态良好，未见瓣周漏（图25-2）。

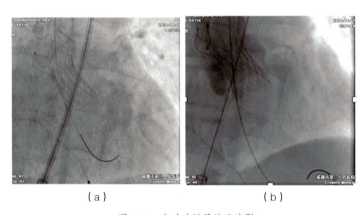

（a）   （b）

图25-2　主动脉瓣释放后造影

注：（a）瓣膜形态良好；（b）未见明显瓣周漏。

　　术后即刻行心脏超声检查：人工生物主动脉瓣回声良好（主动脉
瓣峰流速1.26 m/s，最大跨瓣压差5 mmHg），未见明显反流，LVEF
41%（图25-3）。

　　瓣膜植入结束，调整ECMO为自循环状态观察30分钟左右，患者血
压、心率稳定，撤除ECMO（流转时间160分钟），拔除左侧股动脉血
管鞘。术闭血压105/62 mmHg，心率87次/分。

　　术后患者转入CCU病房继续治疗，予以呋塞米、氯化钾、毛花苷
C、华法林、去甲肾上腺素，其间予以悬浮红细胞输注。患者诉胸闷、
气促症状明显好转，在去甲肾上腺素维持下血压120/70 mmHg，精神

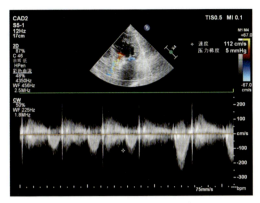

图25-3　患者术后即刻心脏超声频谱

可。平卧位，双肺可闻及少量湿啰音。心律不齐，第一心音强弱不等，主动脉瓣听诊区未闻及杂音，二尖瓣听诊区可闻及3/6级收缩期吹风样杂音。患者BNP进一步下降，2021-04-15出院，当天血压105/60 mmHg，BNP 980 pg/mL。

【最终诊断】

1.瓣膜性心脏病，重度主动脉瓣狭窄。

2.慢性心功能不全急性加重，NYHA心功能Ⅳ级。

3.持续性房颤，CHA_2DS_2-VASc 评分5分，HAS-BLED 评分2分。

4.非持续性室速。

5.慢性阻塞性肺疾病。

6.Ⅱ型呼吸衰竭。

7.2型糖尿病。

【讨论】

TAVI于2002年问世，近十年发展迅速。TAVI适合外科手术高风险或存在外科手术禁忌证的患者，尤其是那些高龄、主动脉瓣钙化严重、合并肝肾肺等其他脏器并发症的群体。实际上临床医生常常会面对一些风险极高的危重患者，他们往往需要TAVI联合器械辅助装置共同救治。

常见器械辅助装置包括IABP、介入式人工心脏、体外循环、VA ECMO等。但是IABP的反搏球囊留置于降主动脉内会影响TAVI导丝、大鞘的输送，且近年来IABP在心脏重症中的应用推荐等级降低，故IABP

极少单独作为TAVI的辅助装置。介入式人工心脏也因为需要将导丝滞留于左心室腔内，所以只能在瓣膜释放后使用。体外循环在TAVI中的应用较常见，但是体外循环的抗凝要求高，通常于升主动脉或右心插管，且只能在手术室实施，这些特点不能与TAVI良好契合。VA ECMO一方面置管于外周动静脉，肝素化程度低，方便转运；另一方面能更快速地提供循环辅助，为受损心脏争取康复机会，在欧美指南中均被列为Ⅱ类推荐，故作为TAVI的器械辅助装置更加合适。VA ECMO在TAVI中的应用包括了TAVI术前预防性应用、TAVI术中和术后紧急应用。

在既往一些小样本回顾性研究中，紧急ECMO可以达到TAVI手术总量的8%左右。在发生致命并发症时，更需要快速启动ECMO，这提示心脏团队需要在术前评估好患者ECMO置管的路径及适宜的管路尺寸。在不得已时，可以尝试选择最小尺寸的ECMO动静脉管路以减少置管时间和血管并发症。

预防性ECMO（PECMO）的应用相对较少，Trenkwalder等在1 490例患者中，针对21例患者使用了PECMO，这类患者的明显特点是极高的Logistic EuroSCORE评分［（33.2±18.7）vs（24.9±17.0），$P=0.037$）］，更低的LVEF值［（25.7±6.6） vs （31.7±6.5），$P=0.001$）］，这些患者术后30天死亡率［HR 0.28（0.95，0.82），$P=0.06$］与1年死亡率［HR 1.51（0.63，3.36），$P=0.3$］与其他患者相比无明显差别，经配对分析后的住院天数也无差别［9（7，14）vs 7（5，9），$P=0.068$］。Husser等的研究中选择PECMO的患者包括有极低LVEF值者5例，麻醉复苏困难或快速起搏难以耐受者3例，同期左主干经皮冠状动脉介入治疗1例，最终这些患者均存活。Uehara等选择PECMO的患者包括严重肺动脉高压者3例，极低LVEF值者2例，术后无患者死亡。Seco等共安置8个PECMO，纳入指征包括难治性心力衰竭、主动脉瓣球囊扩张术后血流动力学不稳定、术前血流动力学临界等，术后无患者死亡。总体来讲PECMO的患者术前存在低LVEF值，高风险并发症等情况，但手术预后较好。本病例与上述研究结果一致，选择PECMO的原因是LVEF值极低（19%），频发室性心律失常，心力衰竭难以纠正且血流动力学不稳定，最终术中、术后无并发症，住院天数为13天。

　　尽管PECMO为TAVI高风险的患者提供了安全策略，但实际应用还存在以下值得关注的问题。第一，PECMO的指征并无明确规定，很大程度上依赖于心脏团队的整体决策，心脏团队应该包括心内科医生、心外科医生、麻醉医生、重症医学科医生、导管室护士等，充分讨论后为患者提供最适宜的治疗方法。第二，PECMO撤机时机通常是手术结束或主动脉瓣狭窄解除后，在本病例中，手术结束后继续转机0.5小时以确保安全；目前暂无精准的撤机时机推荐，需要心脏团队共同决定，ECMO运作价格昂贵，应尽量在节约费用的情况下保障安全。第三，ECMO可能引起多种并发症，最常见的包括肢体缺血、肾损伤、出血等，而这些也是TAVI常见的并发症，这再次提示了术前手术医生与重症医学科医生共同讨论的重要性。第四，器械辅助装置的使用并不绝对孤立，根据实际需要可选择多种辅助装置联合的手段，例如ECMO会增加左心室后负荷，若患者后负荷过重，可以联合使用介入式人工心脏。

◆ 成都市第三人民医院　何佳玲

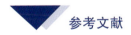 **参考文献**

[1] Trenkwalder T, Pellegrini C, Holzamer A, et al. Prophylactic ECMO during TAVI in patients with depressed left ventricular ejection fraction[J]. Clin Res Cardiol, 2018;108(4):366-374.

[2] Husser O, Holzamer A, Philipp A, et al. Emergency and prophylactic use of miniaturized veno-arterial extracorporeal membrane oxygenation in transcatheter aortic valve implantation.[J].Catheter Cardiovasc Interv, 2013，82（4）:542-551.

[3] Uehara K, Minakata K, Saito N, et al. Use of extracorporeal membrane oxygenation in complicated transcatheter aortic valve replacement.[J].Gen Thorac Cardiovasc Surg, 2017，65（6）:329-336.

[4] Seco M, Forrest P, Jackson SA, et al. Extracorporeal membrane oxygenation for very high-risk transcatheter aortic valve implantation.[J].Heart Lung Circ, 2014，23（10）:957-962.

Ebstein畸形1例

【要点】

Ebstein畸形又称为埃布斯坦综合征,指三尖瓣隔膜和(或)后瓣偶尔连同前瓣下移附着于近心尖右心室壁上,占先天性心脏病的0.5%~1.0%,因此这种病又称三尖瓣下移畸形。

【主诉】

反复心累、气促14年多,加重20多天。

【现病史】

患者14年前爬3楼后自觉气促,伴胸闷,无黑矇、晕厥、头晕、胸痛等不适,至当地医院就诊,诊断为"慢性心功能不全急性加重,心脏增大"(具体治疗情况不详),未规律服药。自诉近些年感冒后,症状反复发作。20多天前,患者感冒后胸闷、憋气等症状明显加重,活动耐量减低,伴咳嗽、咳痰,双下肢水肿,就诊于当地医院。完善血常规检查,提示Hb 167 g/L,PLT 75×10^9 /L;十二导联同步心电图提示心房纤颤,ST-T改变;胸部CT提示心脏增大,未做特殊处理,无尿频、尿急、尿痛,无腹痛、腹泻等不适,今日为求改善从急诊科收入我科。自起病来,患者精神、食欲、睡眠较差,大小便如常,体重无明显变化。

【既往史】

患者既往身体素质一般。否认肝炎、结核病等传染病病史,否认手术史,否认输血史,否认食物、药物过敏史,预防接种史不详。否认冠心病史,否认高血压、糖尿病病史。

【查体】

患者发育正常，营养中等，自主体位，步入病房，神志清楚，精神可，查体合作。皮肤黏膜无黄染，湿度正常，弹性正常，无皮疹形成，未触及皮下结节，未扪及浅表淋巴结肿大。头颅大小无畸形，无包块形成，无压痛，毛发分布正常，眼睑无浮肿，结膜轻度充血，巩膜无黄染，耳廓无畸形，外耳道无脓性分泌物，乳突区无压痛，鼻翼无扇动，外鼻无畸形，鼻窦无压痛，唇色正常，无发绀，黏膜无糜烂，牙龈无红肿，扁桃体无肿大，咽部无充血。颈软，气管居中，颈静脉无充盈，肝颈静脉回流征阴性，甲状腺无肿大，未闻及血管杂音。胸廓对称无畸形，双侧呼吸动度对称，呼吸节律规则，双侧触觉语颤正常，叩诊呈清音，双肺闻及明显湿啰音。心前区无异常隆起，心尖搏动无弥散，心界扩大，心率80次/分，心律绝对不齐，各瓣膜区未闻及明显杂音，无心包摩擦音。周围血管征阴性。腹部平坦，腹软，无压痛、反跳痛、肌紧张，肋下肝脾未扪及，肠鸣音正常，4次/分，无血管杂音，肛门及外生殖器未查。脊柱、四肢无畸形，双下肢中度水肿。病理征阴性。

【辅助检查】

1.床旁心电图：心房扑动。

2.血气分析（氧流量5 L/min）：pH值7.412，$PaCO_2$ 48.7 mmHg，PaO_2 63 mmHg，BE 6 mmol/L，HCO_3^- 31.0 mmol/L，SpO_2 92%。

3.乙肝病毒、丙肝病毒、HIV、梅毒螺旋体、呼吸道病原体抗体检测，粪便常规及隐血试验，新冠病毒抗体及核酸检测未见异常。

4.血常规：WBC 3.41×10^9/L，Neu% 76.3%、RBC 4.78×10^{12}/L，Hb 162 g/L。

5.凝血功能：凝血酶原活动度77%。

6.肝功能、肾功能：总胆红素33.78 μmol/L，DBil 9.90 μmol/L，间接胆红素23.88 μmol/L，白蛋白40.4 g/L，ALT 13.7 U/L，AST 27.9 U/L，尿素3.77 mmol/L，肌酐85.3 μmol/L，内生肌酐清除率53.8 mL/min，β_2-微球蛋白3.31 mg/L，甘油三酯0.64 mmol/L，胆固醇3.36 mol/L，高密度脂

蛋白胆固醇1.64 mmol/L，低密度脂蛋白胆固醇1.62 mmol/L。

7.电解质：K^+ 4.11 mmol/L，Na^+ 140.1 mmol/L，Cl^- 104.2 mmol/L。

8.心肌酶：CK 89.7 U/L，CK–MB 14.7 U/L，CK–MB/CK 16.4%。

9.hs–cTnT 14.01 pg/mL，BNP 212.10 pg/mL。

10.PLT 52×10^9/L，CRP＜0.80 mg/L。

11.颈动脉彩超：双侧颈动脉鞘–中膜不均匀性增厚，头臂干分叉处斑块形成，双侧椎动脉未见明显异常。腹部彩超：肝静脉增粗，胆囊结石。双下肢血管彩超：双下肢动脉中内膜不规则增厚伴内膜钙化点形成，双下肢小腿肌间静脉增粗。

12.血气分析：Hb 175 g/L，$PaCO_2$ 50.0 mmHg，PaO_2 61.3 mmHg，SpO_2 91.5%，氧合血红蛋白（HbO_2）90.3%，K^+ 3.2 mmol/L，Cl^- 97 mmol/L，Ca^{2+} 1.10 mmol/L，葡萄糖6.3 mmol/L，血氧含量9.9 mmol/L，实际碱剩余6.0 mmol/L，BE 7.8 mmol/L，标准碳酸氢盐29.6 mmol/L，阴离子间隙（AG）8.0 mmol/L，实际碳酸氢盐32.4 mmol/L，红细胞比容（Hct）53.6%。

13.呼吸道感染的病原体IgM抗体、痰培养未见异常。

14.心脏超声心动图：Ebstein畸形可能，建议行CTA进一步检查，右心房、左心房增大（LA 41 mm，RA 66 mm×97 mm），右心室壁变薄，三尖瓣反流（重度），右心淤血，主动脉硬化，主动脉瓣反流（轻度），心包积液（中量），卵圆孔未闭，右心耳附壁血栓可能，左心室收缩功能正常，舒张功能降低，右心室收缩功能降低。

15.动态心电图：房性心律，平均心率97次/分，最慢61次/分，最快158次/分，大于2.0秒长间期为0次，最长RR间期1.6秒，室性期前收缩157次，成对室性期前收缩2次，13阵室性二联律，ST段未见异常偏移。

16.动态血压监测：24小时平均血压128/80 mmHg，白天最高176/99 mmHg，夜间最高139/94 mmHg。

【初步诊断】

1.气促待诊。

2.慢性心功能不全急性加重，心脏增大，NYHA心功能Ⅲ级。

3.心房扑动。

4.心包积液。

5.肺部感染？

【诊治经过】

入院后按内科护理常规进行一级护理，低盐低脂饮食，下病危通知书，予以心电监护、吸氧，给予呋塞米、螺内酯利尿，低分子肝素、华法林抗凝治疗，维拉帕米改善心律失常，氯化钾补钾，头孢他啶抗感染，异丙托溴铵、特布他林雾化液扩张支气管，右美沙芬止咳及对症支持治疗。

【最终诊断】

1.复杂性先天性心脏病。

2.Ebstein畸形。

3.肺动静脉瘘？

4.慢性心功能不全急性加重，NYHA心功能Ⅲ级。

5.肺炎。

6.持续性房颤。

7.三尖瓣反流（重度）。

8.右心房、左心房增大。

9.卵圆孔未闭。

10.低氧血症。

11.右心耳附壁血栓形成。

12.心包积液。

13.头臂干分叉处斑块形成。

14.低钾血症。

15.胆囊结石。

16.肝静脉增粗。

17.双下肢小腿肌间静脉增粗。

【讨论】

Ebstein畸形，即三尖瓣下移畸形，1866年由威廉·埃布斯坦（Wilhelm Ebstein）医生尸解了一例长期心悸、呼吸困难、发绀的19岁男子所发现，他的学生和同事以他的名字来命名且沿用至今。本病三尖瓣向右心室移位，主要是隔瓣叶和后瓣叶下移，常附着于近心尖的右心室壁而非三尖瓣的纤维环部位，前瓣叶的位置多正常，因而右心室被分为两个腔，畸形瓣膜以上的心室腔壁薄，与右心房连成一大心腔，是为"心房化的右心室"，其功能与右心房相同；畸形瓣膜以下的心腔包括心尖和流出道，为"功能性右心室"，起正常右心室相同的作用，但心腔相对较小。常伴有房间隔缺损、室间隔缺损、动脉导管未闭、肺动脉口狭窄或闭锁。可发生右心房压增高，此时如有房间隔缺损或卵圆孔开放，则可导致右至左分流而出现发绀。

Ebstein畸形是一种极为罕见的先天性心脏畸形，其发病率在先天性心脏病中占0.5%～1%，男女发病率无明显差异。发病时间不一，病情轻重程度不一，体征不一。Ebstein畸形的主要体征包括：心前区视诊无明显搏动，触诊无肺动脉关闭感，第一心音和第二心音明显分裂，偶可闻及第三心音增强，还可以出现第四心音；分裂的第一心音的第二成分常呈喀喇音性质，此即所谓"扬帆征"（sail sign）；三尖瓣区可出现柔和的收缩期杂音及短促的舒张中期杂音。此外还有发绀、杵状指（趾）、颈静脉收缩期正性搏动。

诊断时根据临床表现和血流动力学变化可将Ebstein畸形分为3型：①轻型。无或轻度发绀，心功能Ⅰ～Ⅱ级，心脏轻至中度增大，心内分流以左向右为主，右心房与功能性右心室之间无压差，心血管造影无双球征，不需要手术或仅关闭心内缺损即可，预后良好。②狭窄型。发绀明显，心功能Ⅱ级以上，心脏轻至中度增大，肺循环血流量减少，扩大的右心房与功能性右心室之间有压差，心内分流为右向左，心血管造影见双球征，需要手术治疗。③闭锁不全型。无或轻度发绀，心功能Ⅱ级以上，心脏重度增大，右心房与功能性右心室之间无压差，心内分流可为左向右或右向左，造影可见右心房极大，有双球征，需手术治疗。

目前治疗以手术治疗为主，辅以对症性的药物治疗。

1.手术治疗

1）姑息性手术

Ebstein畸形的姑息性手术叫上腔静脉与右肺动脉吻合术（改良Gleen术）在婴儿期如严重发绀、低氧血症、心力衰竭内科治疗不能控制、施行矫治手术困难，此术可减轻右心负荷，减少右至左的分流，增加动脉血氧含量，改善症状，减轻发绀和心力衰竭，取得延期效果，为今后矫治手术创造时间和条件。

2）矫治手术

（1）三尖瓣成形术（Danielson术和Carpentier术）包括将移位的三尖瓣螺旋线附着位置重建于正常椭圆形的房室环上，缩小扩大的房室环，折叠缝合消除"房化右心室"，关闭房间隔缺损，需要时修复关闭不全的瓣膜。①Danielson术：为常用手术。利用三尖瓣前叶做成重建的三尖瓣，再将"房化右心室"的左心室游离壁部分折叠，然后达到上移三尖瓣环的成形和缩小右心房的目的。②Carpentier术：Carpentier术在一定程度上影响了右心室的功能，并有扭曲右冠状动脉的风险，尤其将"房化右心室"切除可能损伤右冠状动脉。因此是否需要切除巨大房化心室尚有争议。Carpentier术的优点在于折叠"房化右心室"，保持了右心室从心尖到基部的几何形态，缩小了三尖瓣环，较好地保持了右心室的形态和功能。

（2）瓣膜置换术：病变严重如三尖瓣的游离缘附着于右心室壁或三尖瓣的结构完全不清楚甚至无腱索或乳头肌，则置换人工瓣膜。小儿人工瓣膜置换术宜采用机械瓣，因为生物瓣虽然不需要终生抗凝，但是在术后短期内易发生钙化而致瓣膜失灵，可能的原因是小儿钙代谢比成人高且易感染，使钙盐沉积。并且，生物瓣的耐久性不如机械瓣强，使用生物瓣有再次换瓣之虑。

（3）全腔静脉与肺动脉连接术适用于右心室严重发育不良，且对以上各种手术均不适宜者。

2.药物治疗

（1）有心力衰竭者，应给予强心药、利尿药或血管扩张药；有心律失常者，应根据其类型给予相应的药物治疗；如有栓塞、感染等并发症出现，亦应予以相应处理。

（2）Ebstein畸形是一种预后很差的先天性心脏病。这类患者可能生后不久即死亡，也可能直至成年仍无明显症状。有学者报道了1例79岁仍无症状的患者。有人认为本畸形的平均死亡年龄为23～26岁。一般来说，发绀和充血性心力衰竭出现愈早，预后愈差；心脏愈大，尤其在短期内呈进行性增大者，预后愈差；心血管造影显示三尖瓣畸形愈严重者，预后愈差（显示狭窄较关闭不全者预后更差）；有严重并发症者预后差。本病的主要死因为充血性心力衰竭，少数病人可因心律失常而猝死。此外，还可因栓塞、感染等并发症死亡。

◆ 成都市第三人民医院　徐宝

▶ 病例二十七

肺栓塞合并干燥综合征1例

【要点】

肺栓塞合并干燥综合征在临床少见，尤其以急性肺栓塞为首发表现者更极其容易漏诊。患者入院后红细胞沉降率（ESR）、超敏C反应蛋白（hs-CRP）等炎症指标增高，多种自身抗体阳性等为我们提供重要线索，最后通过病理结果明确诊断，使患者得到及时治疗。肺栓塞合并干燥综合征，除了合理的抗凝治疗，积极控制干燥综合征病情外，密切随访也极为重要。

【主诉】

反复胸痛、气促6个月，加重20天。

【现病史】

患者女性，64岁，6个月前发生活动后胸痛，疼痛位于胸骨后，呈牵扯样，有背部放射痛，伴有气促，无双下肢水肿，无夜间阵发性呼吸困难，上述症状反复发作。20天前患者觉胸痛加重，伴有背部放射痛，偶有咳嗽、咳痰，到当地医院治疗，考虑"急性冠脉综合征，心源性休克"，给予患者抗血小板凝集、抗凝、调脂稳定斑块、抗感染等治疗后症状无缓解，且伴有恶心、呕吐，为求进一步治疗，到我院急诊科就诊，后以"急性冠脉综合征"收入我科。

【既往史】

患者10年前患有高血压，血压最高达200/110 mmHg，间断服用降压药物，未监测血压。有慢性胃炎病史，有胃溃疡，自诉治愈。无吸烟及饮酒史。家族史、婚育史无特殊。

【查体】

T 36.3℃, P 90次/分, R 22次/分, BP 128/85 mmHg, SpO$_2$ 90%（吸氧状态下）, 精神差, 半卧位, 颈静脉稍充盈, 肝颈静脉回流征阴性。双肺呼吸音粗, 双肺闻及少许湿啰音。心界不大, 心率90次/分, 心律齐, 剑突下心音增强。全腹软, 无压痛, 无反跳痛。双下肢无水肿。

【辅助检查】

1.血常规: WBC 7.39 × 10^9/L, Neu% 82.2%, RBC 5.36 × 10^{12}/L, Hb 126 g/L, PLT 283 × 10^9/L。

2.尿常规及大便常规未见异常。

3.BNP 1 102.20 pg/mL。

4.ESR 75 mm/h。

5.肝功能未见异常。肾功能: 尿素13.9 mmol/L, 肌酐114.7 μmol/L, 尿酸 498.6 μmol/L。

6.电解质: K$^+$ 6.25 mmol/L, Na$^+$ 135.1 mmol/L, CO$_2$结合力17 mmol/L。

7.心肌标志物: 肌红蛋白54.54 ng/mL, cTnT 109.60 pg/mL, CK-MB 3.92 ng/mL。

8.未吸氧状态下动脉血气: pH值7.416, PaO$_2$ 46 mmHg, PaCO$_2$ 27.7 mmHg, BE -7 mmol/L, HCO$_3^-$ 17.8 mmol/L, TCO$_2$ 19 mmol/L, SpO$_2$ 83%。

9.凝血功能: INR 1.08, APTT 36.2秒, PT 14.1秒, D-二聚体 7.56 mg/L, FD 4.03 mg/L。

10.肿瘤标志物未见异常, 抗凝血酶Ⅲ、蛋白C、蛋白S、抗心磷脂抗体未见异常。

11.自身抗体: 抗干燥综合征A抗体（抗SSA）阳性, 抗系统性硬化病抗体（抗Scl-70）阳性, ANA阳性。抗中性粒细胞胞浆抗体谱未见异常, 类风湿因子阳性, hs-CRP 36 mg/L。

12.心电图: 窦性心律, V$_1$ ~ V$_5$导联T波倒置。

13.床旁心脏彩超: 右心增大（RA 58 mm × 67 mm, RV 25 mm × 49 mm）, 肺动脉高压（106 mmHg）, 三尖瓣中-重度反流, 左心室收

缩功能正常。

14.双下肢血管彩超：小腿肌间静脉血栓形成。

15.肺动脉CTA：双肺多发肺动脉栓塞，肺动脉高压，右心房、心室增大，右肺下叶及左肺炎性病变。

16.冠状动脉造影：左、右冠状动脉轻度狭窄。

【初步诊断】

1.急性大面积肺栓塞（危险分层：极高危）。

2.心源性休克。

3.高血压3级，很高危。

4.肺炎。

5.高钾血症。

6.肾功能不全。

【诊治经过】

分析患者的临床特点，胸痛、气促为主要表现，查体发现剑突下心音增强。入院心电图：窦性心律，$V_1 \sim V_5$导联T波倒置，D-二聚体升高。心脏彩超：肺动脉压增高。后行肺动脉CTA明确诊断（图27-1），行冠状动脉造影排除冠心病，入院后给予患者依诺肝素钠6 000 IU，q12h，ih，以抗凝，纠正高钾血症，适当补液，无创呼吸机辅助呼吸，头孢西定抗感染。考虑其肺栓塞危险分层为极高危，既往有胃溃疡病史，出血风险大，选择导管内溶栓：尿激酶每天匀速160万U微量泵入，第1～3天接触性溶解左侧肺动脉血栓，第4～6天接触性溶解右侧肺动脉血栓。后复查心脏彩超：心房增大（RA 43 mm×54 mm，RV 24 mm×47 mm），肺动脉高压60 mmHg，三尖瓣轻-中度反流，左心室收缩功能正常。复查肺动脉CTA：双肺多发动脉栓塞范围较前缩小，以肺动脉主干缩小明显（图27-2）。复查动脉血气分析：pH值7.429，PaO_2 72 mmHg，$PaCO_2$ 36.8 mmHg，BE为0 mmol/L，HCO_3^- 24.3 mmol/L，TCO_2 22 mmol/L，SpO_2 95%。

为进一步明确肺栓塞原因，查肿瘤标志物、抗凝血酶Ⅲ、蛋白C、蛋白S、抗心磷脂抗体未见异常，自身抗体：抗SSA阳性，抗Scl-70

阳性，ANA阳性。抗中性粒细胞胞浆抗体谱未见异常，类风湿因子阳性，hs-CRP 36 mg/L。后到风湿免疫科行唇腺活检确诊干燥综合征，给予该患者甲泼尼龙、环磷酸腺苷及护胃治疗，继续使用利伐沙班治

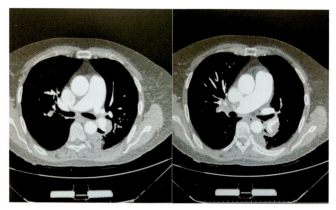

图27-1 溶栓前肺动脉CTA

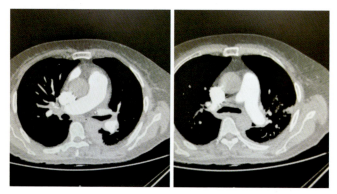

图27-2 溶栓后肺动脉CTA

疗，甲泼尼龙逐渐减量，症状缓解后随访1个月无复发，继续服用利伐沙班，风湿免疫科及心内科随访。

【最终诊断】

1.急性大面积肺栓塞（危险分层：极高危）合并干燥综合征。

2.心源性休克。

3.高血压3级，很高危。

4.肺炎。

5.高钾血症。

6.肾功能不全。

【讨论】

干燥综合征是以外分泌腺受累为主要表现的风湿免疫性疾病，口干、眼干及皮肤干燥等是其主要表现，但肺部、肝脏、心血管系统及神经系统等全身组织器官均可受累。国外研究发现，约75%的干燥综合征合并有肺部受累，以肺栓塞为肺首发表现的干燥综合征在国内外报道中均罕见。

肺栓塞和深静脉血栓共同属于静脉血栓栓塞症（VTE）。VTE的传统危险因素包括怀孕、肿瘤、激素替代治疗、心力衰竭、糖尿病等，同时越来越多的证据证实，自身免疫性疾病同样是VTE发生的重要危险因素。Chung等随访中国台湾8 920例的干燥综合征患者后发现，其发生深静脉血栓及急性肺栓塞的概率分别是健康人群的1.83倍和3.29倍。

干燥综合征发生VTE机制复杂，多种因素参与急性肺栓塞的发生。急性肺栓塞的血栓多来自下肢深静脉血栓，然而本例发现下肢肌间静脉血栓，其肺栓塞发生存在肺血管的原位血栓形成可能。本例患者的类风湿因子阳性，ESR及hs-CRP升高，高度怀疑肺血管炎的存在，导致血管损伤而形成血栓，其机制有：①获得活化蛋白C抵抗。②IL-6等炎症因子促进血栓的形成。③肺雷诺现象：肺小动脉痉挛收缩，血管阻力增加，导致肺组织缺氧损伤，反复发作后引起动脉壁炎症反应，进而出现血栓形成和管腔闭塞。

本例患者除了肺栓塞的治疗外，还加强对干燥综合征的综合治疗，密切随访病情，及时调整药物。

◆ 成都市第三人民医院　张杨春　蔡琳　徐俊波

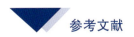 参考文献

[1] Chung W S, Lin C L, Sung F C, et al. Increased risks of deep vein thrombosis and pulmonary in Sjögren syndrome: a nationwide cohort study[J]. J Rheumatol, 2014, 41（5）: 909-915.

肺动脉导管接触性溶栓治疗急性肺栓塞1例

【要点】

急性肺栓塞（PTE）是一种内科较为常见的疾病，其发病率高，病死率高，临床上出现漏诊与误诊的情况严重。肺动脉导管接触性溶栓治疗PTE是一种微创、安全、有效的方法。肺动脉置管溶栓与系统性溶栓相比有起效迅速、并发症少、局部溶栓效果强的优点，其因相对简便的操作和良好的疗效在临床上得到广泛应用。

【主诉】

胸闷、气促4天多。

【现病史】

患者男性，27岁，入院前4天多无明显诱因出现活动后胸闷、气促不适，休息后可缓解，伴咳嗽，咳白色泡沫样痰，无发热、咯血、潮热盗汗，无胸痛、大汗，夜间可平卧。患者遂于成都医学院第二附属医院·核工业四一六医院完善心脏彩超，结果提示"右心房增大（RA 43 mm），三尖瓣中度反流"。于我院门诊完善胸部CT，提示"肺动脉主干增宽，少量心包积液"，肺功能"轻度限制性通气功能障碍"，支气管激发试验阴性。

【既往史】

既往有痛风病史，吸烟10余年，平均每日20支。职业是网约车司机，多开夜车，久坐不动，体形肥胖，喜高脂饮食。家族史、婚育史无特殊。

【查体】

T 36.6℃，P 107次/分，R 22次/分，BP 123/64 mmHg，SpO₂ 93%。双肺叩诊呈清音，双下肺可及湿啰音。心脏查体阴性。腹部查体阴性。双下肢无水肿。

【辅助检查】

1.心电图：窦性心动过速，电轴右偏，$S_I Q_{III} T_{III}$。

2.心肌标志物：D-二聚体1.51 mg/L。

3.血气分析：pH值7.381，PaCO₂ 32.8 mmHg，PaO₂ 63.9 mmHg，SpO₂ 92.2%，BE -4.9 mmol/L，AB 20.3 mmol/L。

4.肾功能：尿酸747.5 μmol/L，肌酐122 μmol/L。

5.BNP 244.2 pg/L。

6.hs-cTnT 21 pg/L。

7.电解质：K⁺ 4.28 mmol/L。

8.双下肢血管彩超：左侧腘静脉血栓形成伴部分再通。

9.心脏彩超：右心增大（RA 47 mm×58 mm，RV 31 mm×50 mm），三尖瓣轻-中度反流，肺动脉压增高（99 mmHg），心包积液少量，LVEF 65%。

10.ANA+ANCA、风湿免疫检查阴性。

11.肿瘤指标阴性。

12.肺动脉造影及右心导管检查：左下、右下肺动脉均见充盈缺损及血栓影响，肺动脉压收缩压、舒张压、平均压分别为71 mmHg、27 mmHg、47 mmHg。

【初步诊断】

1.胸闷、气促待诊，肺动脉高压？心功能不全？冠心病？急性冠脉综合征？

2.痛风。

【诊治经过】

入院时分析该患者临床特点，结合心电图，血气分析，D-二聚体及胸部CT检查，高度怀疑肺栓塞，故予以依诺肝素钠6 000 IU，q12 h，抗凝治疗。后经右心导管检查及肺动脉造影证实（图28-1），术中经右侧股静脉途径行导管接触性溶栓治疗，分别于左右肺动脉注入尿激酶40万U，保留猪尾巴导管于左肺动脉，持续导管内泵入尿激酶接触性溶栓，固定导管及鞘管，每天使用尿激酶100万~120万U，以5万~8万U/h的速度经溶栓导管持续泵入，2天后更换溶栓导管至右肺动脉继续持续性溶栓，2天后再次复查肺动脉造影（图28-2），见肺动脉血栓影像较前明显减少后撤出导管及鞘管。术前、术后常规予以低分子肝素抗凝治疗，维持7天后开始口服利伐沙班（患者肾功能异常）15 mg，bid，共3周，3周后减量至20 mg，qd，口服至术后3个月，复查肺动脉CTA及双下肢血管彩超后评估治疗效果及药物使用时间。

患者经导管接触性溶栓术后次日感胸闷、气促较前明显缓解，术后次日心率已下降至84次/分，此后心率多波动在70~80次/分，SpO_2波动在96%~98%。术后复查D-二聚体降至正常范围（0.41 mg/L），术后次日复查床旁心脏彩超，肺动脉压降至71 mmHg。

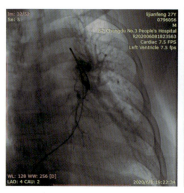 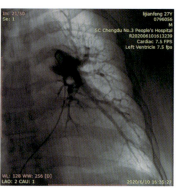

图28-1　左肺动脉溶栓前肺动脉造影　图28-2　左肺动脉溶栓后肺动脉造影

【最终诊断】

1.急性肺栓塞，经肺动脉导管接触性溶栓术后。

2.左下肢腘静脉栓塞。

3.痛风。

4.高尿酸血症。

5.肾功能异常。

【讨论】

PTE是一种内科较为常见的疾病，是由内源性或外源性全身静脉系统栓子脱落后堵塞肺动脉引起肺循环障碍的临床和病理生理综合征，发生肺出血或坏死者称肺梗死。PTE中99%为血栓栓子，非血栓栓子常见有脂肪栓塞、肿瘤栓塞、羊水栓塞、骨髓栓塞等，可引起胸痛、咯血、呼吸困难"三凹征"，但这些症状并不一定同时出现，当患者出现典型的"三凹征"时多已错过了治疗最佳窗口期。2014年欧洲心脏病学会《急性肺栓塞诊断和治疗指南》认为多种因素之间相互作用诱发肺栓塞，包括自身因素和环境因素。从遗传学角度又将其分为原发性肺栓塞和继发性肺栓塞两类，原发性肺栓塞由遗传因素所致；继发性肺栓塞为后天因素引起，包括心血管系统疾病、吸烟、感染、卧床制动、手术创伤、肿瘤等。研究显示，超过80%的PTE是由下肢深静脉血栓脱落导致。吸烟也是肺栓塞常见易患因素，在男性人群中发病率高。当肺组织的内皮细胞在烟草所产生的各种化学物质如尼古丁等刺激下受到损伤，局部形成微血栓，从而增加栓塞风险。血浆D-二聚体在诊断血栓栓塞性疾病中敏感性较高，但其特异性低。如果患者突发血压降低、呼吸困难等临床症状和体征，且该患者具备肺栓塞危险因素，即使D-二聚体阴性，也需进一步排查该患者是否存在肺栓塞。在本病例中，该青年患者的"三凹征"症状并不典型，但结合临床特点及心电图、D-二聚体、血气分析、胸部CT及心脏和下肢血管彩超等结果，高度怀疑该患者有肺栓塞，后经肺动脉造影进一步证实。该患者主要因长期吸烟、久坐不动、喜高脂饮食等不良生活习惯导致左下肢腘静脉血栓形成，血栓脱落引起PTE。

传统的PTE治疗方法包括抗凝、系统性溶栓或手术取栓。但抗凝及系统性溶栓起效时间长，局部效用较弱，且有部分患者存在溶栓禁忌，出血风险较大；手术取栓虽可达到立竿见影的效果，但需体外循环支持，手术创伤大，多数患者无法耐受。随着介入技术的发展，导管介入治疗PTE成为一种迅速改善循环障碍的方法，其中导管接触性溶栓治疗以良好的疗效和相对简便的操作得到广泛应用。肺动脉导管接触性溶栓，使肺动脉局部保持较高的血药浓度，而全身保持较低血药浓度，可使血栓快速、有效地消融，使临床症状迅速改善，极大减轻引起严重出血性并发症的风险，达到迅速、安全、有效的溶栓效果，且手术操作相对简便，对设备器材要求不高，是PTE病人优先可选择的治疗手段，尤其适用于栓塞面积大、血流动力学不稳定的患者，但应严格掌握溶栓时机。相关指南认为溶栓的时间窗一般定义为14天，但鉴于可能存在血栓动态形成过程，对溶栓的时间窗不作严格规定。对于急性高危PTE或临床恶化的中危PTE，若有肺动脉主干或主要分支血栓，并存在高出血风险或溶栓禁忌，或经药物溶栓或积极内科治疗无效的情况下，在具备专业介入技术、设备和人员的条件下，导管接触性溶栓优于系统性溶栓。

导管接触性溶栓主要是经动脉鞘置入导管经右心房、右心室进入肺动脉主干，推注造影剂确定血栓部位，更换溶栓导管或猪尾巴导管并将其放置在肺动脉内，术中推注尿激酶40万U，术毕将导管及动脉鞘与皮肤缝合固定，术后次日起，每天使用尿激酶100万~120万U，以5万~8万U/h的速度经溶栓导管持续泵入，持续溶栓治疗3~5天后复查肺动脉造影，如影像上明显缓解（肺动脉主干血栓面积较前减少50%以上）则可拔除导管及鞘管。术前、术后常规予以低分子肝素抗凝治疗，维持5~7天开始口服华法林或新型抗凝药物，如使用华法林，需定期监测凝血指标使INR维持在2.0~3.0（目标值2.5）。持续抗凝治疗至少3个月。出院后定期门诊随访，监测凝血INR，复查肺动脉CTA和下肢血管彩超，评估治疗效果及药物使用时间。

为防止血栓形成和复发，大部分患者须坚持抗凝治疗。医生应指导患者定期检查凝血指标，及时调整用药剂量，同时需注意改善不良生活习惯，戒烟，避免摄入高脂饮食，应给予低脂及富含粗纤维的饮食，多饮水，保持大便通畅。对于下肢静脉血栓形成患者，平时应多注意下肢的运动，避免再次形成静脉血栓，也可建议其穿弹力袜，以防血液滞留。如有病情变化需及时就医。

◆ 成都市第三人民医院　蒋毅　熊波　蔡琳　徐俊波

从一元论谈气促病例1例

【要点】

嗜酸性粒细胞增多症表现为外周血嗜酸粒细胞绝对计数 > 0.5×10^9/L，可有多组织器官浸润，全身各系统均可受累，以心血管系统病变最突出，约80%患者心脏受累。继发性嗜酸性粒细胞增多症常见原因为过敏性疾病、药物、感染性疾病、肿瘤等。

【主诉】

活动后气促2个多月，加重3小时。

【现病史】

患者男性，54岁，2个多月前开始出现活动后气促，伴咳嗽、喘息，无咳痰，无胸痛，无下肢水肿和夜间阵发性呼吸困难，无黑矇、晕厥。入院前3小时（夜间），患者感气紧加重，伴大汗，无胸痛。急诊科查CK-MB正常，hs-cTnT 245.0 pg/mL。

【既往史】

吸烟20多年，20～40支/日，已戒烟2个月。近期因"胃溃疡"服用药物后出现皮疹，停用药物后皮疹消退（具体药物不详）；因咳嗽服用头孢丙烯，淋巴结缩小，再次出现全身红色皮疹，考虑"过敏"停用头孢丙烯。有乙肝"小三阳"。否认高血压、糖尿病病史。家族史无特殊。

【查体】

T 36.3℃，P 100次/分，R 21次/分，BP 108/78 mmHg，SpO₂ 98%（吸氧时）。全身散在红色皮疹。桶状胸，双肺散在干啰音。心界不大，心率100次/分，心律齐，未闻及杂音。腹软，无压痛。双下肢无水肿。

【辅助检查】

1.血常规：WBC 15.08×10^9/L，RBC 4.62 $\times 10^{12}$/L，Hb 137 g/L，PLT 191×10^9/L，嗜酸性粒细胞10×10^9/L参考值为$[(0.02 \sim 0.52) \times 10^9$/L$]$，嗜酸性粒细胞百分比72.1%（参考值为0.4% ~ 8.0%）。

2.肝功能、肾功能、电解质正常。

3.D-二聚体 1 214.39 μg/L。

4.NT-proBNP 3 368.00 pg/mL。

5.心电图：窦性心律，ST-T改变。

6.胸部X线片：左肺中下叶小斑片影，考虑为炎变；右肺门影浓，结构不清（图29-1）。

7.超声心动图：左心房增大（41 mm），左心室轻度增大（LVESD 54 mm），左心室侧壁、后壁中下段、下壁中下段及室间隔心尖段搏幅降低，左心室心尖部附壁血栓形成，右心房增大，三尖瓣反流（轻-中度），肺动脉压增高，卵圆孔未闭，房水平左向右分流。

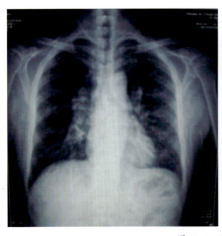
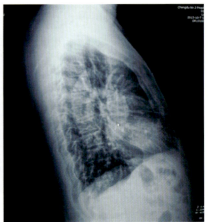

图29-1 胸部X线片

【初步诊断】

1.气促待诊，心功能不全？肺栓塞？肺癌？

2.药物过敏？

3.肺部感染。

4.左心室血栓。

【诊治经过】

患者以气促、皮疹为主要表现，入院后稍活动即感气促，偶伴心悸，无胸痛，无发热，皮疹反复出现，补充查体：双侧下颌、颈部、腋窝、腹股沟可扪及多个淋巴结，最大约蚕豆大，质中，活动度可，无明显压痛。复查心电图无动态变化，复查心肌酶正常（hs-cTnT 256 pg/mL）。复查血常规：WBC $10.66 \times 10^9/L$，嗜酸性粒细胞百分比55.5%。腹部超声：脾增厚。双下肢血管彩超：双侧小腿肌间静脉淤血、双侧大腿根部淋巴结肿大。进一步完善胸部CT：肺门、纵隔多发肿大淋巴结，部分融合，右主支气管稍显狭窄，管壁稍增厚，右肺中下叶及左肺上叶多发实变灶，右肺门下部可见团块影、混杂密度，部分强化，边缘规则，双侧胸腔积液，右肺动脉部分栓塞，左心室心尖部充盈缺损。

由此，我们需考虑：①患者出现皮疹的原因是什么？可能为嗜酸性粒细胞浸润。②血栓形成的原因是什么？嗜酸性粒细胞抑制活化蛋白C的产生，减弱其抗凝作用；活化血小板；释放血小板活化因子和白三烯；破坏血管内皮细胞。患者出现皮肤损害、肺部病变、心肌受损、肺栓塞、左心室血栓、淋巴结肿大、嗜酸性粒细胞增多等多系统损害，如果以一元论来解释需要考虑哪些病变呢？需要考虑血液系统疾病吗？比如说嗜酸性粒细胞白血病，可能出现嗜酸性粒细胞增多伴心、肺、皮肤等多系统损害，但一般会同时合并严重贫血、血小板减少以及与其他急性白血病相似的临床病程。是血管炎吗？比如变应性肉芽肿（嗜酸性肉芽肿性血管炎），可表现为皮疹、嗜酸性粒细胞增多，但常以过敏性鼻炎、哮喘起病，以原发性血管炎及嗜酸性粒细胞增多为特点。是恶性肿瘤吗？比如肺癌伴淋巴结转移。是感染性疾病吗？嗜酸性粒细胞浸润可导致多个器官受累，包括皮肤、心脏及神经系统，特别是心脏受累，是嗜酸性粒细胞增多症患者死亡的主要原因，那么还需要进一步完善哪些检查呢？

为进一步明确诊断，进一步完善自身免疫抗体、类风湿因子，抗链球菌溶血素（ASO）、ANCA检查，结果均为阴性。骨髓穿刺、骨髓基因筛查基本排除嗜酸性粒细胞白血病。完善正电子发射计算机断层显像（PET-CT）检查：①右肺下叶背段结节样占位，颈、胸、腹、盆腔大量增大淋巴结，伴异常氟代脱氧葡萄糖（FDG）代谢增高，考虑恶性病变可能性大。②右肺上叶及左肺下叶小结节并钙化，无明显FDG代谢增高。进一步完善颈部淋巴结活检提示血管免疫母细胞T细胞性淋巴瘤（AITL）。

患者最终诊断为AITL，转血液科进行CHOP方案①化疗，化疗后淋巴结及右肺门团块影缩小，嗜酸性粒细胞恢复正常范围。2个多月后复查超声心动图：左心室舒张末期内径同前，双房径线较前缩小，三尖瓣反流减轻，LVEF较前降低（LVEF 40%），舒张功能减低，仍可见左心室心尖部附壁血栓、卵圆孔未闭、左心室壁运动欠协调。心电图较前无明显变化。

【最终诊断】

1.血管免疫母细胞T细胞性淋巴瘤。

2.肺部感染。

3.左心室血栓。

4.肺栓塞。

【讨论】

AITL是较为常见的外周T细胞淋巴瘤之一，其来源于外周CD4$^+$T细胞中的滤泡辅助性T细胞。患者通常表现为急性起病的全身性疾病，特征为全身淋巴结肿大、肝脾肿大、全身性B症状（即发热、盗汗、体重减轻），伴或不伴皮疹，另有30%~40%的患者存在嗜酸性粒细胞增多。该病诊断的最佳方式为淋巴结活检，也可取病变皮肤进行活体组织检查。AITL通常具有侵袭性，估计的5年总生存率和无失败生存率分别为33%和18%。

---

① CHOP方案：指环磷酰胺、阿霉素、长春新碱、泼尼松的联合化疗方案。

嗜酸性粒细胞增多症表现为外周血嗜酸性粒细胞绝对计数＞$0.5 \times 10^9/L$。高嗜酸性粒细胞增多症（HE）是一组嗜酸性粒细胞持续过量生成、通过浸润和释放介质损伤多个器官的疾病，诊断标准为检查2次外周血（间隔时间＞1个月），嗜酸性粒细胞绝对计数＞$1.5 \times 10^9/L$和（或）骨髓有核细胞计数嗜酸性粒细胞比例≥20%和（或）病理证实嗜酸性粒细胞广泛浸润和（或）发现嗜酸性粒细胞颗粒蛋白显著沉积（在有或没有较明显的组织嗜酸性粒细胞浸润情况下）。根据嗜酸性粒细胞增高程度可分为轻度[$(0.5 \sim 1.5) \times 10^9/L$]、中度[$(1.5 \sim 5) \times 10^9/L$]、重度（＞$5 \times 10^9/L$）。HE按病因常分为遗传性（家族性）HE（HEFA）、继发性（反应性）HE（HER）、原发性（克隆性）HE（HEN）和意义未定（特发性）HE（HEUS）四大类。HEFA发病机制不明，呈家族聚集，无遗传性免疫缺陷症状或体征。HER发病主要可能原因有过敏性疾病（如哮喘、花粉症等）、药物（包括抗生素和抗痉挛剂）、感染性疾病、风湿病、呼吸道疾病（过敏性支气管肺曲霉菌病等）、肿瘤[实体瘤、淋巴瘤和急性淋巴细胞白血病（嗜酸性粒细胞为非克隆性）]、系统性肥大细胞增多症（嗜酸性粒细胞为非克隆性）等。HEN是指嗜酸性粒细胞起源于血液肿瘤克隆。HEUS指查不到上述引起嗜酸性粒细胞增多的原发或继发原因。HE患者常伴有显著的组织嗜酸性粒细胞浸润和（或）发现嗜酸性粒细胞颗粒蛋白广泛沉积（在有或没有较显著的组织嗜酸性粒细胞浸润情况下），常有以下器官功能受损表现：①器官组织纤维化（肺、心脏、消化道、皮肤和其他脏器组织）；②血栓形成伴或不伴栓塞；③皮肤（包括黏膜）红斑、水肿或血管性水肿、溃疡、瘙痒和湿疹；④外周或中枢神经系统疾病伴或不伴慢性或反复神经功能障碍。HER主要是针对原发病的治疗。HEN和HEUS一般以重要器官受累和功能障碍作为主要治疗指征。由于外周血嗜酸性粒细胞绝对计数不一定与终末器官受损成正比，因此，如果没有明确的器官受累和功能障碍，迄今尚无何时及是否需要治疗的共识。嗜酸性粒细胞增多症治疗的目的是降低嗜酸性粒细胞计数和减少嗜酸性粒细胞介导的器官功能受损。

本病例在早期即发现嗜酸性粒细胞增多，同时合并心脏、肺、皮肤损害，还合并心室内血栓形成、肺栓塞等多系统损害，仔细查体后发现全身多处淋巴结肿大，进一步完善淋巴结活检等检查，最终确诊。在临床工作中，嗜酸性粒细胞增多症发病率相对较低，且常因为其他器官严重损害而忽略，故易引起误诊和漏诊。当我们发现患者出现嗜酸性粒细胞增多时，应该引起重视，仔细询问病史、查体，以及完善相关实验室检查，明确导致嗜酸性粒细胞增多症的原因，并评价可能的嗜酸性粒细胞相关终末器官受损或功能异常。当患者出现嗜酸性粒细胞增多合并多系统器官损害时，更应高度警惕，应仔细询问有无过敏性疾病、有无皮疹或淋巴结肿大史、有无心肺和胃肠道症状，有无发热、盗汗、体重下降、瘙痒和乙醇诱导的疼痛等体质性症状，详细询问旅游史，特别是有无热带地区旅游史。嗜酸性粒细胞增多症患者全身各系统均可受累，以心血管系统病变最突出，约80%患者心脏受累，其中半数有充血性心力衰竭，1/3有器质性杂音和心电图非特异性改变，心脏彩超常提示左心室游离壁及室间隔增厚。进行性充血性心力衰竭是HE患者主要死因之一。诊疗中应及早明确诊断，及时干预治疗原发疾病以期延长患者的生存时间。

◆ 成都市第三人民医院　邓晓奇　蒋晖　蔡琳　徐俊波

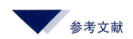 **参考文献**

[1]　Federico M，Rudiger T，Bellei M，et al. Clinicopathologic characteristics of angioimmunoblastic T-cell lymphoma：analysis of the international peripheral T-cell lymphoma project[J]. J Clin Oncol，2013，31（2）：240-246.

[2]　中华医学会血液学分会白血病淋巴瘤学组.嗜酸粒细胞增多症诊断与治疗中国专家共识（2017年版）[J].中华血液学杂志，2017，38（7）：561-565.

*DMD*杂合子致扩张型心肌病1例

【要点】

肌营养不良是一组遗传性疾病，特征为进行性肌肉变性和肌无力，由编码肌肉蛋白的基因突变引起。现已发现超过 40 种致病基因，其中位于X染色体上的Duchenne型肌营养不良（*DMD*）基因为主要的致病突变来源，由此基因致病的表型为DMD或贝氏肌肉营养不良症（BMD）。这是一种 X 连锁疾病，因此通常只影响男童。大多数患者会在 12 岁失去行走能力，并在 20 岁时开始需要通气支持。在女性中存在单纯的*DMD*杂合子突变通常不被认为有致病能力，然而，既往研究提示其在肌酸激酶水平、心脏结构功能参数等层面，仍与正常人群存在差异。本文报道了一例携带*DMD*杂合子致病突变的女性扩张型心肌病患者，并结合目前文献总结其诊疗思路。

【主诉】

患者女性，34岁。发现心脏扩大6年多，乏力2年多，加重1个月。

【现病史】

6年多前，患者因"咳嗽、咳痰"于当地医院就诊时发现心脏扩大，考虑"扩张型心肌病"，服用沙库巴曲缬沙坦钠片、曲美他嗪、酒石酸美托洛尔等药物。5年多前，患者于四川大学华西医院复查，提示扩张型心肌病（心肌炎后？）。2年多前患者于怀孕后出现胸闷、乏力症状，当地医院予以人工流产。1个多月前，患者于劳累后自觉上述症状加重，伴夜间出汗，喜右侧卧位，偶伴心悸。无发热、头晕、胸痛、黑矇、晕厥、水肿等。外院应用卡维地洛、沙库巴曲缬沙坦钠、螺内酯等药物。

【既往史】

个人病史、家族史、月经史无特殊。

【入院查体】

T 36.3℃，P 88次/分，R 19 次/分，BMI 22.0 kg/m²，BP 102/63 mmHg。颈静脉无怒张。双肺呼吸音清晰，未闻及干湿啰音。心界向左下方扩大，心率88 次/分，心律不齐，心音低钝，各瓣膜区未闻及杂音。腹软，无压痛，腹部未闻及血管杂音。双下肢无水肿。病理征阴性。左下肢肌力Ⅳ级，余肌力无减退，肌张力正常。

【辅助检查】

1.生化：肌酸激酶924.1 U/L，ALT 43.4 U/L。

2.心肌标志物：肌红蛋白81.39 ng/mL，hs-cTnT 26.9 pg/mL，CK-MB 13.5 ng/mL。

3.血常规、风湿免疫检查、ESR、甲状腺功能等：均阴性。

4.BNP 43.20 pg/mL。

5.心电图：窦性心律，电轴右偏，q波形成。

6.心脏彩超：左心扩大（LV 59 mm，LA 34 mm），心脏收缩功能下降（LVEF 30%），左室壁搏幅弥漫性减低。

7.动态心电图：窦性心律，最长RR间期1.436秒，室性早搏5 739次，室速11阵，Ⅱ、Ⅲ、aVF、V₄~V₆导联ST水平下移0.05~0.1mV，Ⅱ、Ⅲ、aVF、V₄~V₆导联T波间歇见倒置或正负双向。

8.CMR：左心室弥漫性搏幅减弱，散在斑片状纤维化，以下后外侧壁为主，室间隔、基底部累及较少。总体心肌延迟强化：30%~35%（图30-1、图30-2）。

【初步诊断】

1.扩张型心肌病。

2.高肌酸激酶血症。

【诊治经过】

入院后按HFrEF标准治疗，给予四联抗心力衰竭药物治疗，并在血压可耐受前提下，进一步加用维立西呱改善心室重构，曲美他嗪改善心肌代谢（沙库巴曲缬沙坦钠片100 mg，bid；达格列净20 mg，qd；螺内酯20 mg，qd；卡维地洛12.5 mg，qd；维立西呱2.5 mg，qd；曲美他嗪20 mg，tid）。患者为青年女性，有典型扩张型心肌病表现，但自觉症状较轻，合并不明原因肌酸激酶升高。完善心脏CMR，心肌纤维化分布非典型扩张型心肌病表现，疑似由其他罕见基因致病。进一步完善全外显子测序，提示DMD基因上存在致病突变c.1843C>T（p.Gln615*）（表30-1）。请神经内科会诊后，进一步完善下肢肌肉MRI，提示双侧大腿、小腿多发肌肉萎缩，考虑肌肉营养不良。肌电图提示：双侧三角肌肌源性损害。因患者骨骼肌相关症状较轻微，暂不考虑激素治疗。患者目前无CRT等器械治疗指征，有心肌收缩力调节器（CCM）植入指征，与患者及家属反复沟通后，行CCM植入术。术后3个月随访，患者乏力症状较前改善，复查心脏彩超，LVEF值上升至33%。

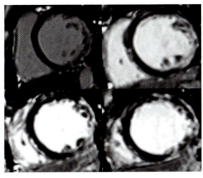 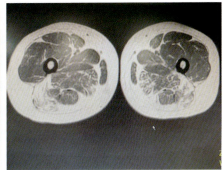

图30-1　心脏MRI见非典型外侧壁延迟强化　　图30-2　MRI提示双侧下肢多发肌肉萎缩

表30-1　全外显子测序

序号	基因	染色体位置	转录本编号核苷酸变化（氨基酸变化）	基因亚区	基因型	致病性分类	相关疾病/遗传模式
1	DMD	chrX:32583968	NM 004006.2:c.1843C>T(p.Gln615*)	EX16ICDS16	杂合	致病	扩张型心肌病3B型(OMIM:302045)NXL 杜氏肌营养不良(OMIM:310200)VXI 贝氏肌营养不良(OMIM:300376)NXI

【最终诊断】

1.扩张型心肌病。

2.高肌酸激酶血症。

【讨论】

由欧洲心脏病学会发布的《2023年ESC心肌病管理指南》中，强调了对特定单基因致病表型的诊疗。在这一指南中归纳了9类扩张型心肌病单基因致病模式，其中4类为X连锁遗传，而DMD基因突变是最常见的X连锁遗传基因。

除进行性的骨骼肌功能障碍外，DMD累及心脏的主要特异性表现为外侧壁的显著纤维化（区分于典型扩张型心肌病的室间隔中层纤维化）。与此同时，持续升高的血清肌酸激酶水平亦提示包括肌营养不良在内的肌病或神经肌肉疾病。基因检测与包括神经科、呼吸科、康复科等科室的介入对该病的诊治十分重要。当DMD累及心脏导致扩张型心肌病表型时，除常规的改善心室重构药物治疗外，亦可尝试使用泼尼松等激素治疗，或使用副作用更小的地夫可特。关于DMD的器械治疗，目前并没有足够的临床数据证明其与治疗典型扩张型心肌病同样有效。本例报道提示在排除临床禁忌证后，植入以调节室间隔局部收缩力和改善病理性基因重构为主要功能的CCM对射血功能及临床症状有一定改善。

尽管既往的研究并不认为DMD杂合子致病突变对女性携带者存在健康影响，仍有越来越多的报道提示女性DMD杂合子较正常人群有更高的心肌病易感性，且可在骨骼肌症状之前存在。事实上，最早的针对DMD杂合子致病突变女性携带者的观察性研究便已发现了其心脏结构参数向扩张型心肌病进展的趋势。与男性患者不同，女性携带者往往症状较轻，发病较晚，在临床上重视程度不足。然而，几乎每个男性患者都存在一个携带DMD杂合子致病突变的母亲，由于男性患者致残率极高，其带来的医疗负担可能进一步增加其母亲的致病风险。因此，对临床上可疑*DMD*杂合子致病突变女性携带者进行CMR、CK水平检测以及基因筛查，有助于优化对这一人群及其后代的早期诊疗与后续管理。

◆　成都市第三人民医院　蒋欣成

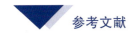
参考文献

[1]　Arbelo E, Protonotarios A, Gimeno J R, et al. 2023 ESC Guidelines for the management of cardiomyopathies[J]. G Ital Cardiol (Rome), 2023, 24(11): 1e−127e.

[2]　Mavrogeni S, Markousis−Mavrogenis G, Papavasiliou A, et al. Cardiac involvement in Duchenne and Becker muscular dystrophy[J]. World J Cardiol, 2015, 7(7): 410−414.

[3]　Mccaffrey T, Guglieri M, Murphy A P, et al. Cardiac involvement in female carriers of duchenne or becker muscular dystrophy[J]. Muscle Nerve, 2017, 55(6): 810−818.

▶ 病例三十一

反射性晕厥1例

【要点】

神经介导的反射性晕厥是由交感或迷走神经反射异常引起周围血管扩张和/或心动过缓造成的晕厥，包括血管迷走性晕厥（VVS）、情境性晕厥、颈动脉窦综合征和不典型反射性晕厥。年轻人的反射性晕厥常为典型VVS/单纯性的VVS。老年人出现的反射性晕厥常伴有心血管或神经系统异常，表现为直立位或餐后低血压，这种反射性晕厥是病理性的，主要与药物相关的自主神经系统代偿反射受损和原发性或继发性自主神经功能衰竭相关。通过健康教育、改变生活方式、倾斜训练和药物治疗可明显减少复发。部分发作时伴严重心动过缓或心脏停搏者，可行具有频率应答功能的起搏器治疗。

【主诉】

一过性意识丧失1天多。

【现病史】

患者女性，53岁，1天多前行走时突然出现一过性意识丧失、大小便失禁，感心跳慢，伴胸闷不适，持续约一分钟后症状缓解，立即送当地医院，行心电图检查，提示窦性心动过缓。考虑心源性晕厥，予以异丙肾上腺泵入提高心率，后患者头晕症状缓解，无胸痛，无夜间阵发性呼吸困难、端坐呼吸，无眼前黑矇、视物旋转，无畏寒、发热，无心悸等不适，为求进一步治疗于我院就诊。以"晕厥待诊、心动过缓、子宫全切术后状态、肿瘤化疗个人史"收入我科。自患病以来，患者精神、睡眠、饮食欠佳，大小便正常，体重无明显异常。

1周前，受凉后出现反复咳嗽、咳痰，咳白色稀痰，伴发热、头痛不适，体温最高达38.5℃，自服药物无好转，于九寨沟县人民医院住院治疗后症状好转。

【既往史】

11个月前诊断"子宫恶性肿瘤"行子宫全切术，术后采用紫杉醇+卡铂化疗3次，8年前行胆囊切除术，否认高血压、糖尿病等慢性病史，自诉青霉素过敏，否认心脏病及猝死家族史，余无特殊。

【查体】

T 35℃，P 65次/分，R 20次/分，BP 101/61 mmHg，神清，无贫血貌。心、肺、腹部查体无特殊，双下肢无水肿。

【辅助检查】

1.血常规、CRP、网织红细胞、尿常规、凝血功能、D-二聚体未见明显异常，糖化血红蛋白6.8%。

2.肿瘤标志物全套（女）：细胞角蛋白19片段2.33 ng/ mL，鳞状上皮细胞癌抗原14.00 ng/mL，铁蛋白测定330.90 ng/mL。

3.甲状腺功能：促甲状腺激素6.460 7 mIU/ L。

4.OGTT：空腹血糖6.71 mmol/ L，餐后0.5 h血糖12.07 mmol/L，餐后1 h血糖13.17 mmol/ L，餐后2 h血糖13.08 mmol/L。

5.入院心电图：窦性心律。

6.动态心电图：窦性心律，平均心率68次/分，最小心率45次/分，最快心率112次/分，最长 RR 间期1.382秒，房性期前收缩84次，室性期前收缩4次，ST 段未见异常偏移。

7.颈部、肾上腺 CT：右侧咽隐窝稍变浅，必要时结合镜检结果考虑。必要时进行CT增强扫描。扫及右上颌窦、双侧筛窦炎，双侧空泡中鼻甲。双侧肾上腺 CT 平扫未见异常。

8.心脏彩超：左心房增大，左心室收缩功能正常，左心室顺应性降低（图31-1）。

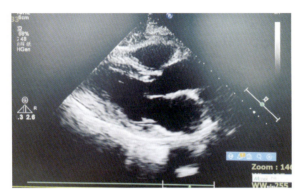

图31-1 心脏彩超

9.颈动脉彩超：头臂干分叉处斑块形成，双侧椎动脉未见明显异常。

10.胸部CT：双肺多发结节、斑片状影，部分呈磨玻璃密度，考虑感染性病变，建议治疗后复查。双肺散在条索灶。双侧胸腔有少许积液。主动脉硬化。

11.上下腹及盆腔CT平扫：脂肪肝，右肾低密度灶。胆囊及子宫未显示，多系术后。乙状结肠冗长。

12.颈椎X线片（张口位）（图31-2）：颈椎退行性变。枢椎齿突距离寰椎左、右侧不等宽，寰枢关节半脱位可能，请结合临床。C3~C4椎体水平左侧椎间孔变窄。建议结合CT/MRI检查。

13.头颅MRI（图31-3）：颅内未见明显异常。扫及双侧下鼻甲肥大。双侧筛窦及右侧额窦炎。

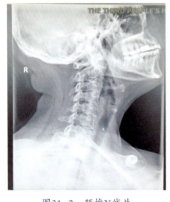
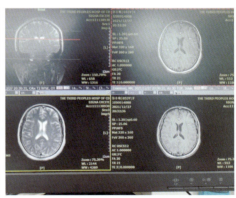

图31-2 颈椎X线片　　　　图31-3 头颅MRI结果

14.脑血管 MRA：颅内动脉未见明显异常。

【初步诊断】

1.晕厥待诊。

2.心动过缓。

3.子宫全切术术后，化疗后状态。

【诊治经过】

患者为中老年女性，以一过性意识丧失为主要表现。既往有子宫全切术手术史及紫杉醇+卡铂化疗史。需警惕神经源性及心源性晕厥及血管迷走性晕厥，48小时动态心电图提示窦性心律，平均心率68次/分，最小心率45次/分，最快心率112次/分，最长RR间期1.382秒，暂不支持心律失常性晕厥。心脏彩超提示左心房增大，左心室收缩功能正常，左心室顺应性降低，不支持结构性心脏病。心肌标志物及心肌酶正常，心电图未提示缺血改变，无冠心病危险因素，不支持心脏缺血相关的晕厥。神经系统定位症状阴性，颅脑MRI及MRA未见明显异常，不支持脑血管意外。完善颈动脉彩超未见明显异常，患者有肿瘤病史，以晕厥为主要表现，需警惕转移瘤，完善颈部及腹部CT、肾上腺CT，未见明显异常，进一步排除咽部肿瘤及腹部肿瘤、肾上腺肿瘤。D-二聚体阴性，无气促及明显胸痛等表现，肺栓塞及主动脉夹层可能性小。颈椎X线片提示寰枢关节半脱位可能，骨科会诊后考虑患者未诉颈部疼痛、双下肢放射痛、下肢踩棉感等不适，考虑晕厥与颈椎无关。综上，考虑血管迷走性晕厥可能性大。进一步完善直立倾斜试验（图31-4），提示于检查第11分44秒时患者出现头晕、耳鸣，类似既往晕厥前症状，血压81/51 mmHg，心率38次/分，心律齐，心电图提示窦性心动过缓。予以平卧、静脉滴注生理盐水、静脉推注阿托品后头晕、耳鸣症状逐渐缓解，心率恢复至61次/分，血压恢复至102/68 mmHg。结论为直立倾斜试验阳性，阳性表现为混合型。入院后予以止咳、抗感染、改善睡眠等对症治疗。血糖异常，诊断为2型糖尿病，建议饮食、运动控制血糖，随诊。考虑患者年龄53岁，为反射性晕厥混合型。晕厥发作无前兆，与患者及家属充分沟通行起搏器植入术，多数情况可预防患者晕厥发生，但患者伴血压下降，可能仍

统计信息

阶段	项目	最大值	最小值	平均值
平卧位(0:0---4:58)	心率(bpm)	100 (00:39)	80 (04:11)	86
	收缩压(mmHg)	118 (02:37)	117 (00:37)	117
	舒张压(mmHg)	76 (00:37)	74 (04:37)	75
	平均压(mmHg)	90	88	89
基测(4:58---11:45)	心率(bpm)	117 (09:24)	46 (11:44)	103
	收缩压(mmHg)	115 (05:37)	81 (11:37)	106
	舒张压(mmHg)	80 (07:37)	51 (11:37)	71
	平均压(mmHg)	91	61	82
阳性卧位(11:45---17:05)	心率(bpm)	81 (16:37)	38 (11:46)	67
	收缩压(mmHg)	117 (16:17)	89 (12:57)	104
	舒张压(mmHg)	78 (16:17)	57 (12:57)	69
	平均压(mmHg)	91	67	80

心电图诊断：窦性心动过缓.

检查所见：
一、基础倾斜试验
平卧位(0度)4min：患者血压波动在117-118/74-76mmHg，心率波动在80-100bpm。
基测(70度)7min：患者血压波动在81-115/51-81mmHg，心率波动在46-117bpm。
阳性位(0度)4min：患者血压波动在89-117/57-78mmHg，心率波动在16-81bpm。
阳性位：11:44患者出现头晕、耳鸣，监测血压81/51mmHg，心率38bpm。
试验进行到1664秒心率最大：117bpm，试验进行到706秒心率最小：38bpm。
试验开始时间：2021-12-30 11:00:14，试验结束时间2021-12-30 11:17:19

检查结论：基础试验阳性(+)，阳性表现：混合型。

（a）

血压列表

阶段	时间	阶段时间	角度	血压(mmHg)	脉率(bpm)	症状
平卧位	00:37	00:37	0	117/76/89	86	无
平卧位	02:37	02:37	0	118/76/90	84	无
平卧位	04:37	04:37	0	117/74/88	82	无
基测	05:37	00:37	70	115/76/89	96	无
基测	07:37	02:37	70	115/80/91	107	无
基测	09:37	04:37	70	113/78/89	109	头晕
基测	11:37	06:37	70	81/51/61	38	头晕 耳鸣
阳性卧位	12:57	01:13	0	89/57/67	59	头晕 耳鸣
阳性卧位	13:17	01:33	0	102/68/79	61	头晕
阳性卧位	14:17	02:33	0	110/74/86	62	无
阳性卧位	16:17	04:33	0	117/78/91	72	无

（b）

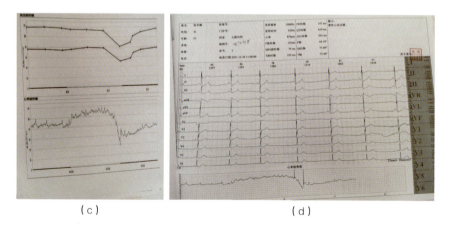

（c）   （d）

图31-4 直立倾斜试验结果

有晕厥风险，患者及家属表示知情同意行起搏器治疗，选择DDDR（同时打开频率骤降功能）。术后随访患者，未再出现晕厥。

【最终诊断】

1.血管迷走性晕厥（混合型）。

2.2型糖尿病。

3.双肺肺炎。

4.慢性胃炎。

5.子宫全切术术后，化疗后状态。

6.上气道咳嗽综合征。

【讨论】

据《2017AHA/ACC/HRS晕厥诊断与处理指南》、2018年欧洲心脏病学会颁布的《晕厥诊断和管理指南》和2018年《晕厥诊断与治疗中国专家共识》：晕厥是指一过性全脑血液低灌注导致的短暂意识丧失（TLOC），特点为发生迅速、一过性、自限性并能够完全恢复。发作时因肌张力降低、不能维持正常体位而跌倒。晕厥发作前可有先兆症状，如黑矇、乏力、出汗等。欧洲心脏病学会依据病理生理特征将晕厥分为：神经介导性晕厥（反射性晕厥）、直立性低血压性晕厥和心源性晕厥。心源性晕厥又分为心律失常性晕厥和器质性心血管病性晕厥。神经介导性晕厥是由交感或迷走神经反射异常引起周围血管扩张和/或心动过缓造成的晕厥。依据传出路径分为交感性或迷走性神经介导性晕厥。当神经介导性晕厥以直立位血管收缩反应降低导致低血压为主要机制时，为血管抑制型；当以心动过缓或心脏收缩能力减弱为主要机制时，为心脏抑制型；这两种机制均存在时为混合型。神经介导性晕厥包括VVS、情境性晕厥、颈动脉窦综合征和不典型神经介导性晕厥。年轻人出现的常为典型VVS/单纯性的VVS。老年人出现的神经介导性晕厥常伴有心血管或神经系统异常，表现为直立位或餐后低血压，这种晕厥是病理性的，主要与药物相关的自主神经系统代偿反射受损和原发性或继发性自主神经功能衰竭相关。晕厥可有多种病因和机制同时存在，尤其是老年患者，晕厥更容易发生或发作时症状更严重。晕厥病理生理改变的核心是血压下降，导致全脑灌注降低。意识丧失发生在脑血流中断后6～8秒，动脉收缩压在心脏水平下降为50～60 mmHg或直立状态下在大脑水平下降为30～45 mmHg。外周血管阻力降低和心排血量减少均可导致血压降低。外周血管阻力降低见于交感缩血管反射活动降低引起的血管舒张、药物的作用及自主神经功能障碍。心排血量减少见于反射性心动过缓、心律失常和器质性疾病（包括肺栓塞/肺动脉高压）、血容量减少或静脉血淤滞导致静脉回流减少、自主神经功能障碍引起的心脏病变和变力功能障碍。VVS是最常见的晕厥类型，其发病特点：①多有明显诱因，如站立、处于坐位或情绪刺激、疼痛、医疗操作或晕血。②典型症状为出汗、发热、恶心、脸色苍白。③发作时伴低血压和/或心动过缓。④意识恢复后常伴疲劳感。⑤老年患者表现可不典型。诊断主要依据典型病史、体格检查及目击者的观察。直立倾斜试验：适于疑似VVS、延迟直立性低血压或体位性心动过速综合征，经初步评估不能明确诊断的患者。也可用于鉴别惊厥性晕厥和癫痫；对假性晕厥的诊断有帮助；阳性结果需结合临床方可做出相应诊断。检查方法包括基础试验和药物激发试验，基础试验的时间最长45分钟，药物激发试验时间最长20分钟。药物首选硝酸甘油，次选异丙肾上腺素。阳性反应分类如下。1型（混合型）：晕厥时心率减慢，但心率不低于40次/分，或低于40次/分的时间短于10秒伴或不伴有时间短于3秒的心脏停搏，血压下降先于心率减慢。2A型（不伴有心脏停搏的心脏抑制型）：心率减慢，心率低于40次/分，时间超过10秒，但无超过3秒的心脏停搏，心率减慢先于血压下降。2B型（伴有心脏停搏的心脏抑制型）：心脏停搏超过3秒，心率减慢先于血压下降。3型（血管抑制型）：收缩压在80 mmHg以下或收缩压或平均血压较基线降低20 mmHg，晕厥时心率减慢幅度不超过10%。该患者出现头晕、耳鸣等晕厥前兆表现时，血压明显下降，为81/51 mmHg，心率38次/分（<40次/分，持续时间<10秒，未见停搏），心电图提示窦性心动过缓。考虑直立倾斜试验阳性（混合型）。

治疗方面：反复和不可预测的晕厥发作可能导致伤残。治疗目的是预防复发，避免造成外伤，提高生活质量。低危患者不需住院治疗；反复发作或高危患者需住院检查评估；中危患者需留观3~24小时，再决定进一步处理措施。非药物治疗是主要的治疗方法，包括健康教育、生活方式改变和倾斜训练。对发作频繁、不可预测或影响生活质量，无先兆症状或先兆症状出现的时间非常短暂，有外伤风险，高危作业者（如驾驶员、机械操作者、飞行员、竞技性体育运动员等），需进一步治疗。①健康教育及生活方式改变：告知患者本病属良性过程，避免诱因（如闷热、拥挤环境、脱水等）；咳嗽性晕厥者抑制咳嗽；坐位排便；增加水和食盐摄入量；早期识别前驱症状，尽快进行增压动作，及时坐下或躺下。②根据患者情况，对降血压药物进行停用或减量，包括硝酸酯类、利尿剂。③物理治疗：是一线治疗方法。肢体加压动作是临时措施，双腿或双上肢肌肉做等长收缩（双腿交叉、双手紧握和上肢紧绷），可能增加心排血量并升高血压，避免或延迟意识的丧失，在有先兆症状且时间充分期间应用常有帮助，但不推荐用于老年患者。家庭倾斜训练也可能减少复发。④药物治疗：适用于非药物治疗后仍反复发作者，但疗效不佳。短期应用米多君是血管抑制型晕厥不伴高血压患者的首选药物。β受体阻滞剂可适用于基础心率快、晕厥前有明显心率增快的患者。⑤心脏起搏：适用于发作时伴严重心动过缓或心脏停搏者，如40岁以上、反复发作和长时间心脏停搏者。建议对晕厥与心脏停搏相关的患者植入双腔起搏器。对心脏抑制型或混合型颈动脉窦综合征患者，推荐植入有频率骤降应答功能的双腔起搏器。本病例患者53岁，晕厥发作后心电图提示心动过缓，行直立倾斜试验时出现晕厥先兆时，出现严重心动过缓，有双腔起搏器植入指征，植入有频率骤降应答功能的双腔起搏器可改善心动过缓所致晕厥，但患者晕厥发作时合并血压明显下降，植入双腔起搏器后患者仍有可能再发晕厥。与患者及家属充分沟通手术获益及风险后，患者及家属选择植入有频率骤降应答功能的双腔起搏器。术后1年及2年随访患者未再发晕厥。

◆ 成都市第三人民医院　杨维

参考文献

[1] Shen W K, Sheldon R S, Benditt D G, et al.2017 ACC / AHA / HRS guideline for the evaluation and management of patients with syncope: a report of the American College of Cardiology / American Heart Association Task Force on Clinical Practice Guidelines and the Heart Rhythm Society[J]. Heart Rhythm, 2017, 14(8): e155−e217.

[2] Brignole M, Moya A, de Lange F J, et al.2018 ESC guidelines for the diagnosis and management of syncope[J]. Eur Heart J, 2018, 39(21): 1883—1948.

[3] 胡大一，郭继红.晕厥诊断与治疗中国专家共识[J].中华心血管病杂志,2019,2(47)2:96−107.

髓外心内多发性骨髓瘤1例

【要点】

髓外心内多发性骨髓瘤（MM）是一种罕见、预后很差的恶性肿瘤，临床表现缺乏特异性，好发在右心房，往往呈浸润性生长和转移，浸润心肌、瓣膜和心包。其临床表现不特异，取决于肿块的位置和大小。患者可能表现为心包压塞、心律失常、上腔静脉综合征或严重心力衰竭。临床关于MM心脏受累的诊断和治疗经验是有限的。2022年欧洲心脏病学会发布了首部肿瘤心脏病学指南。本节将最新的指南与病例相结合，阐述了罕见MM病例。

【主诉】

胸闷、头晕2个多月，伴呼吸困难1周。

【现病史】

患者男，67岁，2个多月前长途旅行乘车后出现胸闷、头晕，于体位变动时晕倒一次，无意识丧失；遂到我院住院检查治疗，动态心电图检查提示"窦性心律，窦性停搏，大于2秒RR间隙37次，最长RR间期3.118秒"，遂行DDDR植入术，住院期间患者出现轻度面部及双上肢水肿，给予利尿等治疗，症状缓解后出院。11周前患者再次出现颜面部水肿伴活动后呼吸困难、心悸，在当地医院就诊，心电图提示"心房颤动"，心脏彩超提示"右心房可疑血栓？心腔内可见起搏器导线"，遂转入我院进一步治疗。

【既往史】

有高血压病史10余年，规律口服氨氯地平、厄贝沙坦，血压控制良好。1年多前患者发现白细胞下降在我院血液科诊断为"多发性骨髓瘤"，行三次化疗（硼替佐米+环磷酰胺+地塞米松）。

【查体】

T 36℃，P 74次/分，R 20次/分，BP 119/72 mmHg。发育正常，营养中等，面部出现轻度非凹陷性水肿。未触及浅表淋巴结肿大，气管居中，颈静脉充盈，肝颈静脉回流征阴性。双下肺呼吸音低，可闻及散在干湿啰音。心界不大，心率95次/分，心律不齐，第一心音强弱不等，$A_2 > P_2$，各瓣膜听诊区未闻及杂音。腹软无压痛及反跳痛。双上肢轻度水肿，双下肢无水肿。病理征阴性。

【辅助检查】

1.血常规：白细胞4.55×10^9/L，中性粒细胞 3.774×10^9/L，淋巴细胞0.74×10^9/L，嗜酸性粒细胞0.1×10^9/L，嗜碱性粒细胞0.03×10^9/L，血红蛋白。

2.肝功能、肾功能、电解质正常。

3.凝血功能：凝血酶原时间17.3秒，ATPP52秒，凝血酶时间74秒，D-二聚体 1.57 mg/L，血小板正常。

4.血清总蛋白、白蛋白、球蛋白正常。

5.尿酸：589 μmol/L。

6.血糖、血脂正常。

7.甲状腺功能未见异常。

8.BNP：323 pg/mL。

9.心电图：心房颤动，T波低平。

10.胸部CT：支气管炎征象。新见左肺下叶肺不张，双侧胸腔积液。双肺下叶条索影较前吸收，左肺上叶、右肺中叶纤维条索影较前变化不大。右肺中叶支气管稍扩张同前。右肺下叶微小结节同前，炎性结节可能。左肺上叶肺囊肿同前。右肺中、下叶钙化灶。新见心脏起搏器置入术后，升主动脉增粗。

11.心脏彩超（图32-1）：右心房可疑血栓？心腔内可见起搏器导线。

12.肺动脉CTA（图32-2）：左肺下叶基底段局部肺动脉显影稍浅淡。右心房及右心室内见大片不规则充盈缺损，血栓？扫及双侧胸腔积液，左肺下叶局部萎陷，心脏起搏器术后改变。

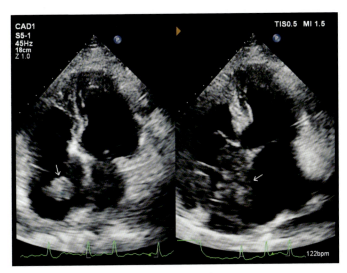

图32-1　心脏彩超

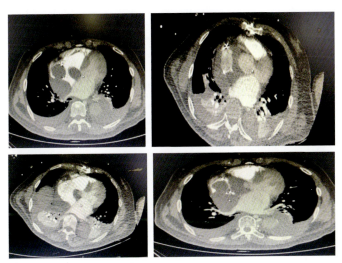

图32-2　肺动脉CTA

【初步诊断】

1.右心房血栓？

2.心房颤动，CHA_2DS_2-VASc 评分5分，HAS-BLED 评分2分。

3.病态窦房结综合征，DDDR植入术后。

4.高血压3级，很高危，高血压心脏病。

5.多发性骨髓瘤（无分泌型）化疗后。

【诊治经过】

入院后给予低分子肝素抗凝治疗，给予抗感染、利尿、控制心室率等治疗。治疗期间患者呼吸困难缓解不明显且进行性加重，面部及双上肢水肿较入院时加重；遂行肺动脉CTA检查，排除血栓脱落导致肺动脉栓塞。2个月前起搏器术前心脏彩超未见右心房内占位，起搏器导线植入顺利，鉴于患者既往有血液系统疾病考虑"易栓症"。修正诊断：起搏导线相关性血栓？行外科右心房取栓术+起搏器导线拔出术及心外膜起搏植入术。外科手术中见到广泛上腔静脉、右心房实体瘤浸润，右心房瘤体浸润至心包，右心房见一直径4 cm×3.5 cm游离实体瘤（图32-3）。术中冷冻切片诊断"右心房占位"，查见肿瘤性病变，倾向恶性，考虑为淋巴造血系统疾病（图32-3）。病理诊断"右心房占位"，查见弥漫排列肿瘤细胞，以中等大不成熟浆细胞为主，核仁明显，易见核分裂及可染小体巨噬细胞，可见坏死（图32-3）。

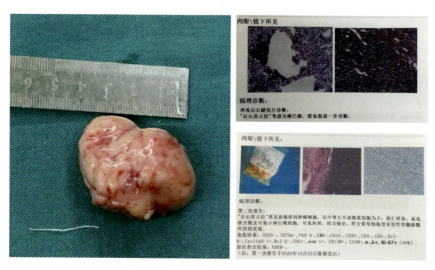

图32-3 外科手术取实体瘤及其病理诊断

结合病史，符合浆母细胞型多发性骨髓瘤髓外浸润表现。免疫组化：CD20（−），CD79a（−），PAX−5（−），EMA（−），CD10（−），CD30（−），CD3（−），CD5（−），Bcl−6（−），CyclinD−1+，Bcl−2（−），CD21（−），Mum−1（+），CD138（+），CD38（+），λ（+）、κ（−），Ki−67（+）（40%）。原位杂交结果：EBER（−）。患者术后呼吸困难症状较前明显缓解，后转至血液科进行辅助化疗。

【最终诊断】

1.浆母细胞型多发性骨髓瘤髓外浸润。

2.持续性房颤，CHA_2DS_2-VASc 评分3分，HAS−BLED 评分1分。

3.病态窦房结综合征，DDDR植入术后。

4.高血压3级，很高危，高血压心脏病。

【讨论】

2022年欧洲心脏病学会在年会期间发布了首版肿瘤心脏病学指南。该指南是欧洲心脏病学会关于肿瘤心脏病学的第一部指南，旨在指导医护人员在肿瘤治疗前、治疗时和治疗后为肿瘤患者提供关于心血管方面的治疗。其中包含了心脏肿瘤的定义、诊断、治疗、预防以及肿瘤直接或间接引起的心血管疾病的管理。

心脏肿瘤可分为良性和恶性，不超过10%的原发性心脏肿瘤是恶性。原发恶性肿瘤最常见的包括肉瘤（约65%）或淋巴瘤（约25%）。心脏转移瘤（黑色素瘤、淋巴瘤、白血病、乳腺癌、肺癌和食管癌）比原发性心脏肿瘤更常见，表现为副肿瘤综合征（发热、虚弱、疲劳）、血栓栓塞、血流动力学异常（由于肿瘤的压迫或阻塞）或心律失常。

黏液瘤主要通过手术治疗，预后良好。恶性肿瘤预后差，缺乏最佳治疗方法的证据。完全的手术切除通常是不可能的，辅助放疗、全身化疗和/或减体积姑息性手术是有益的。心脏侵袭性B细胞淋巴瘤需要进行组织病理学诊断（通常通过心包积液化验、心内膜活检或直接手术活检获得），并接受化疗治疗，可能随后才能进行放疗。淋巴瘤相关的心脏肿瘤好发于心房、心室和心外膜。

MM是一种克隆浆细胞异常增殖的恶性疾病，在很多国家是血液系统第2位常见恶性肿瘤，多发于老年，目前仍无法治愈。虽然多发性骨髓瘤主要是一种骨髓疾病，但有报道称6%~20%的病例有髓外表现，并与较差的预后有关。其中髓外心内MM是罕见的。髓外心内MM患者预后较差。临床关于MM心脏受累的诊断和治疗经验是有限的。

　　髓外MM发生在恶性浆细胞脱离骨髓并沉积在其他组织中。虽然脱离的确切机制在很大程度上仍不清楚，但提出的一些机制包括黏附分子如迟现抗原-4（VLA-4）和CD44的表达减少、CD56的丢失、P⁻选择的表达减少和四链烷烃的下调。脱离后，这些细胞沉积在心脏组织中，形成心内浆细胞瘤。由于右心房是与全身静脉回流接触的最近端腔室，因此髓外心内MM多见于此。

　　髓外心内MM的临床症状是非特异性的，其取决于肿块的位置和大小。患者可能表现为心包压塞、心律失常、上腔静脉综合征或严重心力衰竭。本例患者右心房、右心室巨大肿块导致上腔静脉阻塞和右心功能障碍症状。他前次住院期间诊断的病态窦房结综合征也可能与心内浆细胞瘤的心肌浸润有关。

　　相关指南提出心脏肿瘤的诊断应基于对肿瘤类型、流行病学、影像学特征的评估，通常需要进行组织病理学诊断。鉴别诊断应排除心脏血栓或化疗导管。影像学检查可以评估外科手术的可能性，包括：①超声心动图（包括经胸或经食管超声心动图）。②CMR（用于心脏肿瘤组织定性）。③CT和PET-CT（用于区分恶性和良性病变，评估继发或原发性癌症）。本例患者因安置不能兼容MRI的永久心脏起搏器，遂未行MRI，而经胸超声心动图及CT均提示右心房占位，性质待诊。

　　我们最初将右心房肿块误诊为血栓，因为患者有右心植入物及心房颤动的病史，且患者化疗后1年多MM病程稳定，无肿瘤进展证据。该病例表明，即使在稳定期，也不应忽视MM患者的髓外心内病变。

　　MM患者的髓外心内病变的预后很差。50%以上的患者在诊断后2天至15个月内死亡。化疗和/或放疗是唯一治疗选择，复发患者可选用：①嵌合抗原受体T细胞（CAR-T）。②地塞米松/环磷酰胺/依托泊苷/顺铂±硼替佐米（dCEP±V）。③地塞米松/沙利度胺/顺铂/阿霉素/环磷酰胺/依托泊苷±硼替佐米（dT-PACE±V）。④条件合适者进行自体或异基因造血干细胞移植。手术干预通常是姑息性的，因为心内浆细胞瘤通常浸润心肌，不能完全切除。然而，手术干预可以立即改善血流动力学。手术干预后再进行辅助化疗，使患者的呼吸困难和疲劳症状得到完全解决。也有研究提出用daratumumab或elotuzumab进行免疫治疗是一种有希望的治疗晚期MM的新方案，患者有可能获得长期缓解，但费用昂贵。本例患者1年后于我院血液科住院期间死于肿瘤全身多处转移、多器官功能衰竭。

提高MM患者对髓外心内病变的认识是有必要的。欧洲心脏病学会最新指南及我们的病例证实，手术干预后辅助化疗可以改善患者的血流动力学，实现心脏症状的缓解。

◆ 成都市第三人民医院　张逸柯　罗端

参考文献

[1] Lyon A R, López-Fernández T, Couch L S, et al. 2022 ESC Guidelines on cardio-oncology developed in collaboration with the European Hematology Association (EHA), the European Society for Therapeutic Radiology and Oncology (ESTRO) and the International Cardio-Oncology Society (IC-OS)[J]. Eur Heart J Cardiovasc Imaging, 2022, 23(10):e333-e465.

[2] Oriol A. Multiple myeloma with extramedullary disease[J]. Adv Ther. 2011, 28:1-6.

[3] Bladé J, de Larrea C F, Rosiñol L. Extramedullary involvement in multiple myeloma[J]. Haematologica, 2012, 97(1):1618-1619.

[4] Coakley M, Yeneneh B, Rosenthal A, et al. Extramedullary cardiac multiple myeloma-a case report and contemporary review of the literature[J]. Clin Lymphoma Myeloma Leuk, 2016, 16(5):246-252.

[5] 中国医师协会血液科医师分会,中华医学会血液学分会.中国多发性骨髓瘤诊治指南(2022年修订)[J].中华内科杂志,2022,61(5):480-487.

[6] Kashyap J R, Tahlan A, Kumar S, et al. Rapidly Progressive Atrial Mass and Cardiac Tamponade: A Rare Presentation of Multiple Myeloma[J]. JACC Case Rep, 2020, 2(2):279-281.